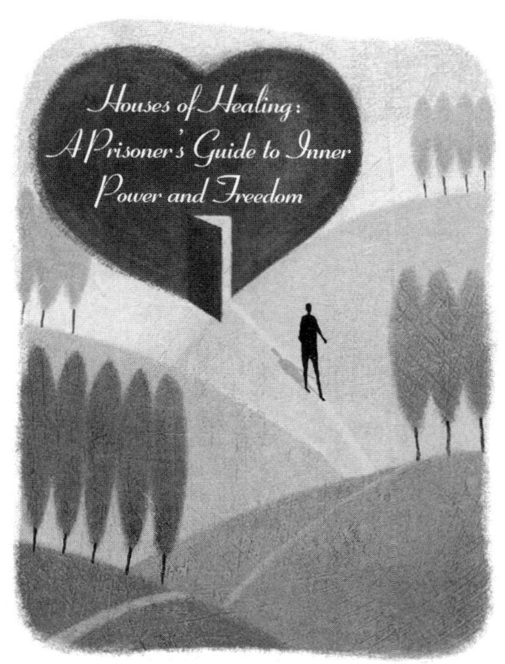

人生永远有另一条出路

每个人都有自己的疗愈之乡

[美] 罗宾·葛萨姜 著
祝家康 译

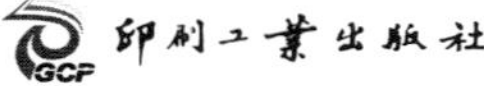

缘起与致谢

《人生永远有另一条出路：每个人都有自己的疗愈之乡》的缘起可以推溯到2007年的暑假，在雪士达山上，我和正在杜恒芬家做客的郑瑞姝喝茶时，聊起一群在监狱带领读书会的心灵工作者苦无合适的心理成长教材。我推荐罗宾·葛萨姜（Robin Casarjian）专为受刑人写的*Houses of Healing*，而瑞姝则想到她的朋友祝家康是辅仁大学英国文学系学士，曾为“光的课程”翻译教学数据，可能愿意义务翻译此书。

果然，数月之后，家康在职场与家庭的多重责任下，毅然接下了这份重托，每天为那些关在监牢与心牢里的受刑人“挤出”一些时间，一点一点地完成了本书的初译稿。

当初我只是怀着出版“善书”的心情，没把它当成一回事，对此书的质量也没有太高的期待。很快地，我觉察到这种随缘心态下面隐含的歧视。越是弱势团体，我们越应学习尊重，何况此书可不是茶余饭后的消遣文章。作者罗宾创建了一套具体的复健课程，消解受刑人埋藏心底的难言之痛，为此，译者必须妙笔生花，才传达得出本书的“理”深“情”重。

于是我向奇迹翻译小组求援，陈梦怡、魏佳芳、王敬伟、张红云、蒋雅竹、阮靖茹、程慧美、王淑珍等人竟然义不容辞地加入了校阅，每人承担一章或两章，逐字审阅修订，力求译文通顺又不离作者原意。然而，参与的校译者众多，很可能因为用语习惯不同而导致全书的风格不一致。就在我们担心之际，素昧平生的专业编辑邓维华来到我们的团队中，慨然应允为我们编辑全书，统一风格。她投入了大半年的时间，将译文修剪得风骨峥嵘。

维华每完成一章，就交回原来的校译者重新检查，确定与原文没有出入。《人生永远有另一条出路：每个人都有自己的疗愈之乡》就这样在十个人的电子信箱里往往返返地修订了近一年，最后回到奇迹资讯中心总编李安生与黄真真的手中。他们秉着丰富的出版阅历，向我们提出不同的考虑：一般受刑人及社会大众未必消化得了这本文字简约有如教科书的心理书籍。于是他们再度卷起袖子，联袂执笔，重新为这风骨峥嵘的教科书补上一些血肉，让读者易于感受到作者谆谆劝慰下的慈母心情。

终于，《人生永远有另一条出路：每个人都有自己的疗愈之乡》转交到责编陈梦怡的手中，进行最后的检阅与校排事宜。梦怡与我共事翻译多年，她也和我一样，愈来愈难忍受“外国人讲中国话”的句子，虽然字字都是中文，却以英文的复句或套句结构呈现，中文读者必须在脑海里将那些字句重新排列组合，才能猜出作者“可能”想说的意思，还未必猜中！而那些句子通常都出现在全书最重要的理论部分。

于是，梦怡慨然挑起了“非责编”的本分，绞尽脑汁把含意模糊的长句重新排列，遇到“剪不断理还乱”时，她把全书中暧昧不明的章节丢给了我，我们再次把纠结不清的句子梳理开来，总算贴近了我对此书的夙愿：“不论内涵多深，我希望本书在文辞上至少达到高中程度可以理解的标准。”

就在翻译即将杀青之际，印刷资金由天而降，台湾苏荷儿童美术馆馆长林千铃老师听闻我们的壮举，随喜赞叹，慨然捐赠了此书编校排版及首版印制的全部费用。

这就是《人生永远有另一条出路：每个人都有自己的疗愈之乡》四年来的旅程，也是家康及奇迹翻译小组“联袂探险”的成果。它不曾历经沧桑，一路上见证的全是来自各方的善心、愿力和祝福，故容我在此代表所有即将由此书获益的朋友向这一群翻译团队献上最高的敬意与感谢。

（若水写于如客陵·星尘轩　2011年4月）

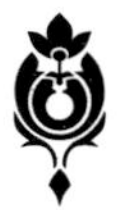

作者序

罗宾·葛萨姜

二十多年前，我应邀举办了几场“宽恕讲座”，没想到我在监狱中的工作就此展开了。当时，我正着手撰写一本谈论宽恕的书，这个议题我已有多年讲授的经验。我第一次对受刑人演讲的地点，是一所具有中度安全等级的男子监狱。负责协调课程的心理师对我表示，他会在监狱四处张贴公告，宣传这个即将举行的讲座。不过，他又提醒我，由于我的演讲并不是狱方的长期团体课程，所以无法确定会有多少人参加。

演讲当天早上，车子都已下了高速公路，我还弄不清到底会有多少人来听我讲“宽恕”。当时，那所监狱里共有700名受刑人，让人意外的是，在我抵达演讲会场时，已经有整整120个人在那儿等待。

大伙儿的反应真是让我感动，他们提出来的问题很有深度，表达的看法深刻有力，既热切又乐意跟我及大家分享彼此的经验。尤其令我惊讶的是：演讲都结束了，还有很多人留下来，期盼学到更多。

那一天，他们不仅深深打动了我，也给了我极大的鼓舞，我知道，自己还想继续和狱友们共同探讨愤怒、罪咎、悔恨、羞愧、宽恕他人、情绪疗愈的本质、自我原谅等这类既困难又具挑战性的议题。我相信，受刑人如果能得到指导和鼓励，他们多半会欣然接受把服刑当作自我疗愈的机会。

打从那一天到现在，我已经为受刑人举行过数百次的讲座，也讲授了多次为期10至15堂的“情绪觉察与疗愈课程”。这些课程已然成为许多人生命里的转折点。就像一名狱友说的：“这个课程给了我新的希望和方向，它是黑暗世界的转化之光。”

然而，并不是每一个报名参加的人，都是冲着这个课程对他们有益而来的。有一回，我才讲完课程引言，突然有个人跑到我面前说：“我会报名参加啦，不过，我只是要来证明你是错的！”我回答说，欢迎加入。我只要求他抱着开放的态度前来。结果，到了最后一堂课，他很遗憾课程竟这么快就要结束了。这门课程已帮他适应监狱的生活，觉得自己更有掌握能力，溃疡不再发作，他和太太及孩子的关系也变得更友善、更真诚。他找回了失去多年的精神生活的安慰。

对已准备妥当的人而言，这门课程能教导他们如何处理压力，转化服刑期间内心所产生的愤怒和沮丧。许多学员都是在这段课程期间首次感到安全、找到方向，并且开始认识、开始疗愈那曾经刺激他们上瘾、施暴和种种犯罪行为的情绪创伤。他们学习关怀自己和他人，体会到原来自己是可以掌握人生的，也有不少学员从中体验到心灵深处的自我真相。

由于这门课程得到如此热烈的反响，于是我决定出版成书，并发起“受刑人情绪启蒙计划”，帮助更多受刑人觉察自己的情绪而获得疗愈。本书囊括了这一课程的基本要素——尊重与鼓励的精神、介绍新理念、帮助读者自我反省和探索的练习作业。至今，已有不少国家的监狱工作人员和志愿者根据本书的概念，为无数的受刑人开办这类课程。

本书适合你吗?

本书其实适合所有人阅读。社会上大多数人和受刑人一样，对“个人成长”或“心理疗愈”课程的反应很不同，有些人意愿缺失，有些人压根儿不屑一顾，还有不少人一副无可无不可的样儿。然而，根据我在监狱授课20年的经验，看到愈来愈多的人渴望指引，帮他们有效地利用服刑的时间。有些狱友虽不会主动追求情感和心灵的疗愈，不过，只要狱方提供疗愈课程，他们就愿意参与。

或许你属于懂得利用时间疗伤止痛的那一群，透过阅读或狱所提供的课程追求情感和心灵上的成长。如果你也跟很多正在服刑的人一样踏上疗愈之旅，希望本书能提供给你更进一步的协助和启发。不管如何，很高兴你能决定好好研读本书。

或许你以前从未看过这类书籍，也可能是因为无聊或好奇心驱使才拿起这本书，这些都无妨。一旦打开书读了几页，而且开始做练习，相信我，你将发现你的好奇心带给你极大的回报。现在，欢迎你加入新的冒险旅程！

我发现许多受刑人已经自暴自弃，放弃了求助或疗愈的奢望，只因为他们觉得自己不够好，甚至认为自己根本不配力争上游。有位年轻的受刑人特伊曾说："在我深入这门课程之初，我根本不想把自己变得更好，我从未欣赏过自己，也不喜欢自己的生活方式。"自我感觉不好的人通常会觉得自己不配拥有优质的生活，不值得为自己投入任何努力。请记住！任何人都配得到疗愈，任何人都有资格追求更好的自我！如果你自认不配，希望你有朝一日明白，人的存在价值是无可置疑的。真的，你的确值得拥有更积极、更光明、更多爱的人生。

如果你过去的学习经验让你受挫，导致你对阅读或学习新事物畏缩不前，请务必明白："学习"与你拿过什么文凭或有多少成就毫无关联，它凭借的是你当下真正想要学习的"意愿"，只要对自己多一点耐心，你一定能学会。

许多人因为过于"认命"而拒绝接受正面能量，"此生再试也枉然"之念牢不可破，认为无论自己如何努力，生命永远也不会变好。就像朱立欧对自己的描述："我总想找到一个能解释自己为何会受罪恶感折磨的原因，为什么害怕去爱？为什么这些情感使我将自己封锁在一个吸毒、坐牢和拒绝长大的模式里？在上这门课之前，我早已认定自己是毫无价值的人，过去我千方百计地逃避责任，吸毒上瘾之后更是认为自己无法回头了。现在，我总算找到自我疗愈的方法了……生命可以活得更有价值！"

倘若你此刻也感到自己似乎注定要过着跟以前一样的生活，每天重复同样的动作，做同样的事，日复一日，年复一年。但愿朱立欧的分享能让你感到你可以过得更好，生命可以变得更美。即使你心里仍想反驳：“这不是真的！”“这家伙根本不晓得她自己在讲什么！”请记住朱立欧的话：“生命可以活得更有价值！”

如果你正在狱中服刑，我希望这本指南能引导你、启发你，帮你善用这段时间唤醒“真实的自我”，发掘你的力量和尊严，重新认识你以前视而不见的生命泉源，不再让入狱的经验麻痹甚至压垮你。之后，你会对这一段的人生历练充满感激，不再认为自己已经被过去的种种所定型。你会发现自己确实是有选择的，逐渐理解自己可以拥有更快乐、更满意的生活。不论监狱生活如何难挨，仍然可以将它转化为“疗愈之乡”。我看过太多这类例子，那些人原本也难以想象自己竟然可以活得如此不同。

我希望这本书除了给受刑人一些指引和启发以外，还能消除一般大众对受刑人的歧视和成见。在美国，媒体对于受刑人的描绘和社会大众的看法如出一辙，凭着主观的刻板印象加以评断。我们判定他们是可怕的、愚蠢的或不好的……于是，他们就变成那样！一旦透过这有色眼镜，我们是不可能看见这人正在改变之中。受刑人和社会上所有人一样，都在变化中。他们不是正在穿越伤痛，就是踏上了成长、学习和疗愈的旅程。

若要超越自己的成见，看见他人也有成长与治愈的空间，首先，我们必须觉察且承认自己对那个人或那一族群确有成见。我希望“把受刑人看作是正在改变中的人”，这个理念能刺激社会学习以更人道、更明智的态度对待受刑人。我认识不少被判终身监禁和长期徒刑者，他们可以说是我所接触的人中最具深思能力、最成熟、最富同情心的了。他们当中有许多是杀人犯，年轻时犯下罪行，终其一生扛着罪咎和自责。如今，他们总算走出了过去的阴影，将自己重新塑造成更有洞察力、更慈悲的人。

请记住，你心内具备了健康的潜能与创造的活力，这正是我们的社会所需要的一股力量。每个人的生命都需要指引方向，你也一样需要人引导你跨越错误的判断、狭隘的自我观和封闭心灵所构成的牢笼。唯有如此，你才能辨识并拣选正面而具有建设性的疗愈管道。

我深信，假如你能耐心、坦诚且勇敢地反省书中的观点，不断练习“自我反思”的问题，你将会发现，监狱会在不知不觉间转变为你的“疗愈之乡”。是的，体验内心的力量与自由，是你的选择，也是你的权利！

※※※　※※※　※※※

使用本书的几点建议

打开这本书，你会发现书中除了一般的叙述解说以外，还有许多

“自我反思”的练习，请你尽量放慢练习的速度，多投入一些时间深入体会。

我特别把这些反思练习加上“暂停与思考”的标题，它需要你花一些时间自问自答。你可以在心里默默作答，也可以把答案写下来，你所获得的益处绝对超乎你的想象。

你会不时看到框在方格内的粗体字——“意念的种子”。那些观念能启发你，带给你崭新的见解和意义。你不妨将每个意念写在一张小卡片上随身带着，或者放在你经常看得到的地方。你一看到它，就让自己暂停片刻，想一想它的含义。

此外，书中还有一些较长的练习和观想。在进行这些练习之前，最好找个合适的场所，让自己得以安心练习而不受干扰。

如果你深受此书的启发而想跟他人分享，不妨发起一个小小的读书会，找几个人陪你一起研读，讨论书中的观念，分享彼此的经验；你也可以把书中提到的概念和练习推荐给你目前正参与的团体。你若遇到有阅读障碍的狱友，不妨念给他听，你们两人都会获益匪浅。

当你读到受刑人的告白或分享时，请记得，这都是参与课程的受刑人亲笔写下的心声。他们再也不愿让自己的痛苦、狱友的压力、社会的冷漠以及深藏的恐惧阻挡光明照亮他们的生命。透过这些受刑人的心路历程，我们看见疗愈的人如何跨越罪咎的深渊而自我转化了。他们鲜活的见证，鼓舞着我们追求心灵的平安，重新展现人性的尊严。

致一般读者

本书虽然是针对受刑人撰写的，其实我们每一个人都是自己心中褊狭信念与恐惧的囚犯，长年致力于监狱灵修课程的罗佐夫［译注］的书名说得再贴切不过了：《我们都活在心牢里》。疗愈课程当然不仅只适用于受刑人，我们全都困在自己的心牢里！不论你是受刑人的家属或朋友、监狱的志愿者、监狱的工作人员……希望这本“指南”对你也有所帮助。我们被锁在心牢里太久、太久了，我们早已成了自己的恐惧和无爱之感的俘虏。本书会帮你释放自己，回归心灵深处，与所有的人一起获得真正的疗愈。

※※※　※※※　※※※

最后，我要对女性狱友或读者致歉，虽然我曾在州立女子监狱教过这一课程，但与她们互动的机会十分有限，以至于本书中出自女性的分享相形之下少了很多，希望日后仍有补充的机会。

译注 波·罗佐夫（Bo Lozoff）早在1973年即与拉姆·达斯（Ram Dass）合作推广监狱课程，创立“仁爱基金会”（Human Kindness Foundation）在各地监狱开课，并制作各类教材分送世界各地的狱友，通信服务对象超过4万人。《我们都活在心牢里》的书名原文为*We're All Doing Time*，中文书名为暂译。

第一篇 The First

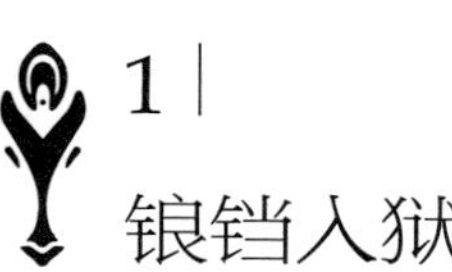

1 锒铛入狱

此时此刻，看清你自己并不是个失败者。

你只是耽误了一些时间！

——韦克

不论你过去做了什么事，犯了什么错，蹲了几年苦牢，或者即将入狱服刑，你都不是个失败者，除非你早已认定自己是人生败将。事实上，只要你懂得善用狱中岁月，你根本就不可能是失败者。

如果你已经在狱中待了一段时间，相信你应当知道监狱提供了不少渠道，可以让你充分运用狱中的光阴。譬如申请进修课程，通过自学取得高中同等学力或大学文凭，来提升自己的教育程度；参加戒酒或戒毒会这类咨询团体，或者是接受职能训练，甚至担任志愿者，协助狱所推动关怀小区老人、边缘青少年等社会服务计划，或参与狱所各部门的行政事务。即使在狱中，你仍然可以和家人维系感情，与知交保持联络；也可以结交新朋友；你也有机会学习放松和冥想，纾解压力，维持身心的平衡；阅读书籍拓展新知、更深入了解自己。也许你还知道其他善用时间的方法，帮助你体验内心的平安、尊严，拓展你的生命潜能。

狱中生涯的最大威胁便是没有好好把握时间，任由困顿的岁月平白消磨生活的意志。在狱中年复一年，甚至服刑了一二十年之后，才发现自己内在的生命仍然困囚在过去的渴求、焦虑、敌意、愤怒和自我怀疑当中。假如你懂得如何善用时间，便能打开内心的囚笼，学会“安然地度过狱中岁月”，并且从中获得最大的利益。如同一位狱友写的：“时间宝贵，要学会掌握及运用，千万别任由岁月无情折腾。静下心来，倾听轻叩心门的声音，如果你依旧听不见，请关掉收音机或电视。”

我认识不少受刑人，他们都认为，要不是入监服刑，他们不可能改变过去的思考和行为模式。他们的想法和行为之间的恶性循环，使自己一直活得不像人样，身心不宁且欲振乏力。听起来有点儿讽刺，他们得从彻彻底底剥夺了他们自由权利的监狱，学习领会自由与力量的真谛。真的是这样。不论你的境遇有多糟，你仍然能够掌握自己的命运，体验那无人能剥夺的力量与自由。

裘伊的告白

入狱前，我的生活就跟大多数的败类没两样，不是抢就是偷，茫茫然一天混过一天，毫无理想和目标。我把自己封闭起来，困守在独自一人的小小世界，周遭的人、事物和我一点关系也没有，既不对未来抱持希望，也没有可以怀念的美好回忆，每天都像个行尸走肉。活着，只是凭借一股“适者生存”的动物本能。生命既然沦落到这般田地，我要如何改变呢？我还能够改变吗？我发现改变非常困难，我只不过是这个圈子里用另一个习惯如此过活的混混罢了，我从来没有思索或寻求另一种生活模式，事实上，我认为自己根本不可能改变。我现在唯一在意的只是维持自己的男子气概，好让我继续在这个圈子里混下去。我觉得自己命中注定和周遭的败类一样：不是死于非命，就是锒铛入狱！

过去，我拼命抗拒改变，却反而让自己更加疲惫、更加痛苦。现在，我已经被迫脱离那逞凶斗狠的圈子，改变势在必行，也是我唯一的出路。我下定决心不要让自己的生命就此悲惨地结束。如今，我将过去的一切都当作生命里已经合上的某一页，崭新的一章正要打开。我发现，当我敞开心胸，一个全新的世界便在眼前展开。我终于了解，不论认为自己有多糟，我依旧拥有改变与疗愈自我的能力。

危机变转机

“危机”（crisis）这个词，在英语里指的是遭逢巨大的危险或麻烦；中文则说“危机就是转机”，兼具“危险”和“机会”双重含义，充满了希望，意义自然大不相同。

对大多数人而言，入狱服刑是一个危机。表面看来，你的内心必将受尽混乱与冲击的折磨，这个折磨可能延续数月、数年，甚至到你老死。然而，即使不是因为入狱服刑，你的心其实早已囚禁在恐惧、无力、绝望、内疚、羞愧、愤怒和自惭形秽的重重牢笼里，难以自拔。

这种心理状态，可以从参与我们“情绪觉察与疗愈课程”的个案当中发现。

鲍伯的父亲是个酒鬼，一逮到机会就羞辱他，鲍伯的母亲非常害怕他父亲，所以从来就不敢挺身保护他。鲍伯入伍后在越南服役一年，退伍后，在电话公司工作。尽管外表看起来鲍伯过得很惬意，但他的内心却被消沉、沮丧紧紧捆绑住，就像他自己所说的“为了麻痹内心的痛苦及空虚”，他开始吸食海洛因。日渐增强的毒瘾，逼得他走上毒品买卖一途。最后他被捕，判刑10年。

吉姆2岁时父亲就离家出走，只留下年轻的母亲独力抚养他们兄弟4人。12岁以前，他从来没有听说过有关父亲的任何消息。到14岁为止，他在校表现不错，加上外形俊俏，颇有人缘。15岁那年，他开始混帮派，对母亲的苦口婆心，完全当作耳边风。17岁升格为人父，同年，因为听不惯女友的前男友的风言风语，把他给杀了，最后被判无期徒刑。

罗尔的父母每天沉迷在酒精的世界里，5岁时，父亲离家，母亲因为无力抚养，便把他们兄妹俩送往不同的寄养家庭，罗尔前后寄养在4个不同的家庭里。6岁时，寄养父母开始对他性虐待，直到9岁他被带离为止。14岁时，他开始性侵6~9岁的孩童。22岁时，因为在住家附近性侵儿童遭逮捕，判刑9年。

虽然史提夫和他的两个姊妹都由父母亲手带大，但由于父母个性冷漠、控制欲强，所以家里完全感受不到爱和关怀。史提夫在校时表现非常突出，也读过大学，但最后中途辍学，进了一家大企业，为了升迁，整日汲汲营营。到后来，史提夫满脑子都是钱，只想一夕致富，因为这是唯一让他感到“好受”的事。后来，他因盗用一千多万的公款，现在已经在牢中待了3年。

辛迪由祖母一手带大，8岁那年，她被叔叔性侵，直至13岁。16岁开始染上毒瘾，沦为妓女，不到19岁就生了一个女儿。她在几段不同的关系里始终被凌虐着。20岁时，因为贩卖毒品遭逮捕，判刑12年。现在她是一个艾滋病病毒携带者。

许多人在未成年之前，生命就布满了荆棘，那种艰辛的生命历程，让他们只认得危机。为了逃避现实，他们试图用药物和酒精麻痹自己，反而让自己掉入更深、更沉重的桎梏。根据统计数字显示，66%的受刑人曾滥用酒精和药物，这些成瘾者一辈子都处在危机当中，无法平衡，无法歇息，更看不到未来。

然而，不论你面对的处境有多么险恶，你都能将它变成生命中的转折点。

想一想，入狱服刑这段时光，不正是上天赐给你的“奇异恩典”？牢狱生活把你从“旧有模式”中抽离出来，使你不得不好好反省、评估自己的生命，给自己一个学习疗愈的机会。即使你已经入狱多年，早已习惯了狱中的生活模式，但成长与改变的机缘永远在你身边。这个看似与成长和改变绝缘，而且又充斥着堕落和恐惧之地，其实给了你一个相当特别的契机，使你能够提升自我、找回力量，恢复内心的平静。

韦克的分享

直到我入狱、被迫独处后，才有时间深入认识、透彻了解自己。对我而言，入狱服刑是上天的恩赐，因为这是个大好机会，让我可以挣脱自囚多年的心牢。

当然，并不是每个人都准备好接受内在的疗愈，我们也无法强迫他人接受疗愈。你是否有过类似的经验，好心提供一些建议，对方却一点也不领情？或许我们正是不领情的那人，事后才懊悔当初没有接受他人的建议。有句话说，“你可以把马牵到河边，却无法强迫它喝水”，它必须自己觉得口渴，才会喝水的。人也一样，他也必须感到那一点“饥渴”，感受到自己需要改变才行。当你拿起这本书时，表示你渴望改变与成长的机缘已到，眼前的处境绝对阻碍不了你。

俗话说得好：“人生就像石磨，身在其中，你不是被磨得发亮，就是被碾得粉碎。”你的生命究竟会展现哪一面，完全掌握在你自己手中。只要你愿意善用时间，把握机缘，调整你的情绪，提升心灵，你就会磨得晶亮，变得坚强。即使身陷狱中，甚至永远无法获释，你的自我感觉仍会日渐改善，你会发掘自己的可取之处，你的人生方向也会愈来愈明确而且透出亮光。

裘伊的分享

对大多数人而言，身陷牢狱无异于人生走到了尽头。但事实绝非如此，因为它也可以是另一个崭新的起点。

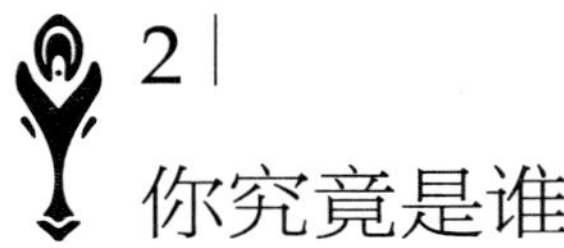

2 | 你究竟是谁

我曾经把本章的初稿提供给一群大约已共修两年的受刑人阅读，他们读完后，也传给了其他有兴趣的人。某一天早上，我正在和这群受刑人围坐聚会时，门口出现了一位未曾谋面的年轻人，这年轻人问我们是否可以让他加入共修，因为他已经看过这篇文章，从中找到了他不断追寻的解答。他说，过去两年，他不停地问自己“我是谁”，却始终找不到答案，这状况令他非常沮丧，他甚至到处问朋友，是否知道他究竟是谁！

这名年轻人的疑问，比我们多数人的心态更为超前。他所探索的，正是每个人都应该提出却不曾静下来自我反问的问题：“我究竟是谁？”你若细想一下，我们的“自我认知”对生活各个层面的影响，结果一定令你惊讶无比。我们对“自己”有何感受？我们如何对待别人？我们吸引什么样的朋友？我们如何利用时间？我们追寻什么目标？我们作了什么抉择？我们总以为自己非常认识自己，了解自己，事实上，我们只是用种种外在特质来定义自己，或者听信一群受害者不断向我们输送的负面信息，在他们反复吟唱的哀歌中暗自神伤。

从现在起，好好地探索真正的自己吧！这绝对是值得你投入时间思索，也是生命中最重要的一件事。一旦你对自己有更深的了解，便会发觉自己愈来愈感到自由自在，愈来愈不被环境操控。发掘“真我”的第一步，就是重新彻底思考目前你所认知的自己，以及对自己所抱持的信念是什么。然而，对于自己是谁、能成为什么样的人这类问题，大多数人往往被种种信念所局限，也因此，想要跳脱这种局限，就必须认真检视这些信念和想法。

暂停与思考

现在，假如有人问你“你是谁”，你会怎么回答呢？

请完成以下的句子：

我是____。

我是____。

我是____。

我是____。

我是____。

我是____。

完成了所有问句后，想一想你所填写的答案：

它们透露了哪些信息？

你如何看待自己？

对你而言，什么是最关键的因素？

大部分的人是这样认同自己的：

・透过生活中的角色或外在行为——母亲、父亲、儿子、女儿、学生、受刑人；有前科、吸毒、帮派分子、敌人、朋友、好人、酷哥、辣妹；木匠、劳工、业务员……

・依据文化传统、性别或种族——男人、女人；意大利人、爱尔兰人、亚洲人、西班牙人、非裔美国人。

・依据情绪状态与人格特质——缺乏安全感、可靠、追求完美、无可救药、勤奋工作、懒惰、愤怒，或充满爱心。

无可讳言，这些标签确实描绘出人性中的某些层面，也充分点出我们与外在世界互动时所习惯采用的角色和模式。然而，这些标签是否真的道出你的一切？它们是否表达出“真正的你”？你可曾在内心经历过比那些角色更深或更大的东西？不妨想想你陷入爱河或孩子出生的那一刻，或是你在教堂里的感动，或仅仅是望着晨曦升起时内心的漾动。

即使只是惊鸿一瞥，但大多数人在熟悉的自我角色之外，一定还体验过“另一个真实的我”。在这本书里，我会用“真我”来表示这个

“更接近我们存在核心的我”，有时采用“自由的我”“较高层次的自我”“真实的我”或“本我”。我们会一步一步帮你了解，这更深更广的真我才是你疗愈和转变的枢纽。在展开探索之旅前，让我先说明一下如何才能活出真实的我，也就是说，如何超越我们所认同的情绪、所戴的面具和我们所扮演的所有角色。

为了“活出自己”，我们不停地奋斗，事实上，我们并不真正了解“活出自己”的意义！打从出生到人间，从还是个婴儿起，我们就拥有各自独特的性格和特征，使得迈克之所以为迈克，卡萝之所以为卡萝，我是我，你是你。然而，人们投生这个世界时，都有一个“自由的真我”，其任务是帮助我们活出真正的天性，成为真正有自信、能自然流露爱与关怀，并充满智慧的人。

一个理想的世界能够提供给人一个安全的支持环境，激发我们的成长潜能，但是，现实世界显然并非如此。在各个族群里，我们看到无数在贫穷线下成长的儿童，残酷的现实在他们的自尊上留下了一道又一道的伤痕。我们的社会往往把有色人种看成次等公民，少数族群的就业、居住、教育和从政的机会远远低于主流族群，而使得弱势族群对自己的未来相当悲观，深深打击了他们的自我价值感。

倘若父母足够成熟，懂得关爱孩子，教导孩子勇于面对负面的社会影响，孩子如果表现得不错能适时给予奖赏鼓励，孩子便有力量应付上述的各种挑战。可惜，拥有这种“理想父母”的幸运儿毕竟是少数。孩子为了要在孤立无援的世界里存活，必须隐藏起那个无拘无束的真我，心灵的天赋创造力便从此走上了歧途，转而用来发展各种虚假的自我面具，好跟这个世界一起浮沉。后天建立的角色和模式不仅就此取代了真我，并且为此付出惨痛的代价，牺牲掉天赋的智慧、喜悦和健康。

或许，童年的你曾受到关爱与支持，日子过得也不错；或许你也曾享受过宁静的日子，记得那种被爱与自由的滋味，然而好景不长，变故骤然来袭。父亲离家，母亲逝世，家人离散，你顿时失去了安全的容身之所；也许是某个晚上，酩酊大醉的叔叔偷偷地爬上你的床猥亵你；也许是一个对你极为重要的人惨遭杀害；也许是你交友不慎，误入歧途。不论发生什么事，总之，你所熟悉的世界在一夕之间面目全非，你很快便学会了封闭自己，戴上一个虚假的自我面具，以便忍受这个世界的万般折腾。

还没离开童年，大多数人已经彻底遗忘了“自由的真我”，为了生存，你我不得不扮演某种角色，伪装出某种身份。不知不觉中，我们误以为那些角色和身份就是自己。我们以为自己是那个硬汉、纨绔子弟、女强人、老妈子或是卑微的无名小卒。然而，即使历尽沧桑，真我永远不会消失，它不会被剥夺，只可能被你遗忘。

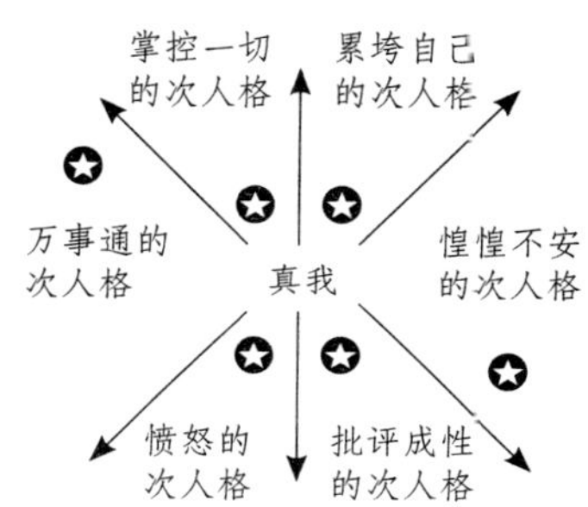

四分五裂的自我（次人格）

右图的中心点代表你的“真我”，真我四周围绕着四分五裂的种种自我，有些心理学家称之为“次人格”［原注］。大多数人都认为自己只有一种人格，事实上，每个人在应付生活里不同挑战的过程中，会逐渐发展出各式各样的次人格，每一种次人格又发展出不同的特性与目的。

严格说来，我们对某个次人格的认同程度有多强，我们就会多依赖这副“有色镜片”（信念和观点）来面对世界。

话说回来，健康的人格在成长过程中，也会发展出种种次人格，同样会认同某些情绪感受、行为举止、角色及信念。许多次人格是身心健全发展所绝对需要的，然而，如果过度认同某个次人格，反而会削弱、阻碍我们的成长。

我们认同的次人格可能有一大箩筐，例如：愤怒、沮丧、痛苦、快乐、绝望等等。有些人可能特别认同某种行为或角色，像是帮派分子、救赎者、好女孩、恶毒的妈妈、受害者、儿童、吸毒者、性爱教主、操

原注　次人格、四分五裂的自我、假我、受制约的自我、局限的自我、小我等词，在本书中经常交替使用。

控者或批判者；或是认同某种信念，像是“我绝不会成功、我不可能有出息”，或是“我早就知道了、我是个失败者”，或像“大势已去、回天乏术”之类的次人格。

次人格也许源自过去的事实，但它们还是靠你的“行为模式”才活得出来。例如：你确实是个“受害者”，但你更会因为认同了自己是个受害者的角色，而活成一个如假包换的受害者。于是，每当你不愿意改变现状时，这个“受害者”的次人格就成了你为自己欲振乏力辩解的借口。

譬如说，在孩子的成长过程中你未曾陪伴过他们，就这个“事实”而言，你的确是个失职的父母。但如果你深深陷在“我是个失败的父母”这个信念里，一点也无心自拔，那么一件已然过去的事实便成了你逃避责任的借口。别忘了，就算你的孩子已经三四十岁了，你还是可以尽你所能地和他建立友谊。

也许，人生确实有让你非愤怒不可的理由，而你大多数时间也确实都在生气。不过，你真的愿意一直沉溺在愤怒的情绪里吗？你宁可将自己囚禁在愤怒的次人格里吗？除了愤怒，再也体会不到其他的感受也甘愿吗？你如此牢牢囚禁自己，成了愤怒的傀儡，说真的，唯有充分领会到愤怒的情绪是如何左右你的人生的，你才有机会打开自己，释放一切。

次人格在童年时期逐渐成形，和我们一起步入成年。童年的经历越是不安、越是痛苦，成长后就越容易认同生气、愤怒、不安、羞愧、罪恶、失望、无力感等这些源自“恐惧”的感受。要知道，这些获得认同的感受不会随着情绪的自然起落而消逝，而是在我们的思考与感觉里落地生根。就这样，我们挟着“不安的次人格”或“愤怒的次人格”，用那些既扭曲又狭隘的观点与周遭的人和环境互动。久而久之，在失望或受伤时，也就只会大声咆哮或斥责身边的人。

每个孩子都需要爱、尊重及安全感，只要这些需求无法满足，他们便会用其他有效的方式和行为来保护自己，好让自己觉得安全一点。可想而知，如果3岁的孩子借着哭闹不休、举止顽劣，才能获得他所需的关注，他很可能不自觉地就此认定，唯有操控别人，才是满足自己的需求或渴望的不二法宝，如此一来，他便发展出“操控者”的次人格。

对3岁的孩子来说，哭闹是他自创的合理反应，这一套也许到5岁或10岁都还管用，但如果已经年过二三十，或四五十岁了，却依旧只会用咆哮、苛责来引人注目，只能以攻击挑衅获取他想得到的一切。这些手段非但毫无创意，而且根本不合时宜，肯定会构成种种障碍，最后使他远离了幸福、友谊和爱。

虽然操控者一开始可以获得他人的关注与爱，不过一再玩弄这个伎俩，最后只会招致对方的恐惧、困扰、愤怒和批评，甚至反击。可以说，一时的角色成了不由自主的固定模式，一旦身陷其中，就再也无法以更积极、更成熟的方式来跟他人互动往来。至此，这一模式便成为跟随终身的人格特质，而不再是临时佩戴、可随时卸下的面具了。

我们一旦把某个“次人格”或“假我”认定为自己以后，就会开始以种种经验、态度、信念、举止去喂养这个角色，不断强化，不断巩固这个假我。倘若我们自认为是个“万事通”，便可能认定他人不会有值得我们学习的宝贵经验。假如认同了“我做不到”的次人格，一面临新的环境，我们就会感到焦虑、无助，而越是焦虑，就越难理清思路，走稳下一步。我们越灰心，就越觉得自己一败涂地，如此，便再次证实了自己根深蒂固的信念：“我果然无此能力。”

这个假我是“受制约、受局限的自我”，它受制于自己熟悉的方式，只能用一种模式去观察、感受、思考或行动。“假我”只能活在潜意识里，好似一具机器人，一举一动都身不由己。

当你觉察到自己的某些次人格时，千万不要大肆批判！不论你是否相信，所有次人格的形成，都是针对童年期间感受到的“不够好”“不值得被爱”“缺乏安全感”“不受重视”而衍生的自我防卫措施；它们很可能是为了应付某种畸形的家庭关系而产生的应对模式。换句话说，我们的态度、行为和扮演的角色，通常是在成长过程之中，不自觉地由亲人身上模仿来的。每一个次人格背后都有它不得不如此的苦衷。当你意识到这些次人格时，请务必记得，它们不足以代表你，切勿将它们和真实的你混为一谈了！

如果我们已经入戏太深，根深蒂固地认同了自己的次人格而无法自拔，就会忘了自己其实不仅仅是这出人生大戏的演员，而且还是幕后的导演。

汉克的告白

我这一生几乎都在演戏。我常跟一位朋友说：“我应该去当演员。”之所以这样说，是我老早就发现“我”不是外人看到的那个我。我明明有瘾头，还走上贩毒这条路；我明明很穷，却硬要装阔；我明明害怕爱，却假装对爱不屑一顾；我明明不在乎别人，却装出非常关心的模样。我现在22岁了，才发现我并不清楚自己到底是什么人，现在该是探索“我是谁”、想成为什么样的人的时候了。

我们必须先觉察自己认同了哪些角色、情绪和信念，才能充分发挥潜能；必须超越表面的认同，认识真正的自己，才能拥有自己的情绪、角色和信念，并且不再受到牵制。陷入固定的次人格，无异于作茧自缚。除非我们自甘漠视心灵的力量，否则谁能让我们在心牢里无限期地监禁下去？开启心牢的钥匙一直都在真我手里，而看守这牢笼的人，就是我们自己。

退一步想想

暂停与思考

现在是下午4点45分，你先前答应某个人4点半时会打电话给他，这通电话非常重要。平常4点的时候点名便结束，不过今天外头大概出了点状况，到现在还没完成点名。你愈来愈焦躁，身体开始紧绷，怒火持续加温，你知道自己不但无法依约准时打电话给对方，还得和其他狱友抢电话。现在，你开始对说好要等电话的那一方生起闷气，开始想象失约没拨成电话的最坏结果……

慌乱中，有那么一刻，你清楚地意识到，烦躁或愤怒都不会让你更快抵达电话亭。冷静分析后，你发现自己不论做什么都已无济于事，于是，你深深地吸了几口气，告诉自己放轻松、接受迟拨电话的事实。你心里知道自己还是想尽快拨通这通电话，然而，同时你也决定放松一点，开始思考当电话接通时，该如何向对方解释你迟拨的原因。你打开收音机，让情绪更加舒缓并提醒自己，因为此状况的决定权操在自己手里，你也告诉自己放松、再放松。所以，你躺了下来，再做几次深呼吸，享受你最喜欢的电台所播放的音乐。

此时，你不再身不由己地受制于这类状况下油然升起的种种次人格，不再受“不耐烦的自我”“焦虑的自我”“愤怒的自我”所制约，转而向“核心真我”“天赋本我”或“更大的自我”求助。这一部分的你知道还有其他应对的方式，而且会作出最明智、最具建设性的决定。

在发展为一位情绪健全的成人的过程中，“自觉”能力必会逐渐增强。透过自我觉察，我们得以退开一步，正视那些正在兴风作浪的次人格。例如，当你排队等着打电话给亲友时，你可以做这自我觉察的功课，观察自己是如何被沮丧和愤怒所困，同时体验一下，在同样的场景中，你仍旧可作不同的选择。这一选择会让你体验到自己的生命绝不限于你此刻所感受到的情绪、角色或信念。千真万确地，你的生命绝不只有这些而已。体会到这一点，你对世界的心态便能由小我或次人格的狭隘眼光，扩展为大我的宽广视野。

退开一步，观照那烦躁、焦虑的自己吧，选择更清楚、明智、从容的反应方式，这是真我与生俱来的能力。

真我：失落与重现

内在真我尚未安顿妥当的人，无法了解人类与生俱来的价值和尊严，既看不到他人的价值，也不可能拥有真正的自信。不幸的是，我们大部分的人即便成年了，依旧无法正确认识自己的价值。

我们往往受制于某一次人格，无法客观认清当前的情境，其结果，不仅抑制了我们自由回应的能力，也堵塞了真我与生俱来的天赋。唯有与真我契合的那一刻，我们才得以体验更高的智慧，逐渐对自己产生信心，感受到内心实实在在的力量、平安与勇气。如此，我们才可能事事乐观，充满活力，轻松幽默，果敢负责，时时流露出慈悲与爱心。我们会愈来愈信任自己的直觉，做事更有效率，充满信心和力量。

我们一旦与真我相应，自然会体悟到心灵的纯然本善。这与生俱来的善性是不受后天污染的，我们只是暂时与它“失联”而已。试想，在充满爱和安全感的环境下成长的孩子，性格会乖张吗？若非生理失调或心智残障，或因受虐和生活贫困而难以健全地成长，否则每个孩子都会散发出至善的光芒。进一步说，如果成长过程中，我们从未见过父母、师长或周遭的成人活出那本善的人性，便会与这善性愈来愈疏离而切断了联系。于是，我们必须再度学习与真我相通，获得疗愈，才能重新连上这个至善本源，找回我们内在的力量与平安。

在所谓的“文明”社会里，与自己的真我时时联结在一起的人愈来愈少，只有极少数的人能意识到真我的存在。但是话说回来，无论你是否意识得到，真我始终都跟我们同在。

过去，我们任由这些次人格透过制约、恐惧、自惭形秽来主宰自己的心灵，破坏内在的真实力量，局限我们的人生；现在，这本书会帮你耐心且体谅地穿越这些次人格，一步一步地接近内在的真我，与它联结，与它相应。

不过，我们需要先了解“情绪的疗愈”，看看它跟真我、次人格究竟有何关联。

何谓情绪的疗愈？

疗愈是“恢复生命的完整”，但“恢复生命的完整”又是什么意思？韦克的亲身经验为我们提供了有力的批注：“当我诚实地向内探索自我时，我看见所有的伤痛、否定、欺瞒、操纵、麻木、恐惧，我看到的全都是自惭形秽；但在同时，我也看到了一种无条件的爱，我看见真我，它仁慈、善良，且深富耐心。这些全新感受犹如一线光明照进我的阴暗世界，为我开启心灵的那一扇门。”

“恢复生命的完整”指的是敞开心胸、接纳自己人格的所有面向，接纳黑暗面与光明面，接受小我和大我。我们必须怀有愿心与勇气，诚实面对自己的每一面向，这才算是对自己的真相开放。这需要一些技巧性的引导。我们过去正是因为“看走了眼”，才看不到小我之外的富饶。也许你认为早已摸透了自己的底细，但请听听这位狱友怎么说的：“我其实根本不了解自己，我从来不让心里某些感觉有表达出来的机会，可是以前我总认为对自己一清二楚。”有时候我们不愿向内看，是因为我们认定那儿惨不忍睹，只会在那儿看到罪咎、伤痛、懊悔……种种负面经验，我们害怕那代表了自己的一切，害怕除此之外没有半点可取。其实，疗愈的过程会让我们重新看见真相，也就是每个人天生本具的善性与力量，它始终都在，只不过我们对它如此陌生，而所谓的疗愈，不过是帮我们再次忆起那个真实面目而已。

疗愈需要勇气，因为我们必须先承认并且接纳自己不断抗拒的那一切。对韦克来说，他原先并不接纳自欺、操纵、麻木不仁、恐惧和自惭形秽的感受，但疗愈的过程让他不得不正视自己长年嗑药、酗酒所要逃避和否认的一切。选择疗愈，意味着他得诚实面对自己的过错，并且不因此而苛责自己；也意味着他将看到自己所讨厌的、有损他“好好先生”形象的某些性格。他必须面对封锁已久的内在自我，而且必须正视潜藏在内心深处导致他上瘾和犯罪的恐惧、痛苦和自卑。

当然，疗愈也意味着他会逐渐发掘自己本性的美善。对受刑人而言，疗愈过程中最困难的部分，莫过于要他们接受自己美好的一面。社会的眼光、切身的经历以及多年来根深蒂固的扭曲心态与不安全感，使他们愈来愈看不到自己也有美善的一面。

如同韦克所言：“当我打开心扉接纳自己的好与坏、善与恶时，我感到重获新生，同时也认识了自己和同伴们的自我价值。”我们一旦获得治愈，就会明白，生命本身比小我所见的世界更为丰富。

在真正接受疗愈以前，我们与自己的本性或心灵是断线的，而疗愈不过是为我们重新联机而已。但联机的方式并非往外寻求，而是向内探索。如果你的眼睛老是盯着外面的世界，看错了方向，很难恢复这一联机，更难以重建你的价值、肯定你的本善。你的价值与善良是天生注定的，而且绝不是外在的表象世界所能局限的。

第二篇
The Second

3 从童年到监狱的沧桑

4 由童年创伤走上疗愈之路

5 愤怒与怨恨：力量的迷思

6 失落之痛：说不出口的痛

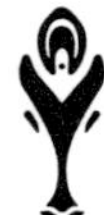

3 | 从童年到监狱的沧桑

要了解真实的自我，必须回顾过往，看看你怎么成了今天这副模样。对多数人而言，回溯童年的经历是件既艰困又锥心刺骨的差事；面对童年，你反应的方式塑造了你的个性，对你的影响亦无法计量。

朗恩的经历

我和6个姐妹及两个兄弟成长于“城郊救贫计划”的小区，那是个弱肉强食的世界。爸爸成天在外工作，回到家时总是烂醉如泥，和妈妈争吵不休。妈妈个性冷淡，难以亲近，她管教的方式不是掴我耳光，就是拿棍子猛抽我的背和腿，要是我真不听话，她会随手拿衣架或扫帚狠狠修理我。我老觉得没有安全感，总要处处提防，我觉得没有人爱我，没有亲人关心、支持我。我感到自己的存在是一个极大的错误，我一无是处，也不可能有变好的一天。

12岁：父亲被警察带走；

13岁：被成年友人性侵；

15岁：因犯罪移送少年辅导机构接受感化教育；

17岁：女友怀孕，搬到佛罗里达州；

14~35岁：酗酒、嗑药，恶习随着年纪增长而变本加厉；

14~28岁：在街头行骗、跟同性援交；

19岁：从军，前往越南；

20岁：由越南返美；

23岁：因持械斗殴被捕；

33岁：因持械斗殴被捕；

37岁：涉嫌谋杀被捕，被判终身监禁。

胡安的经历

我在波多黎各出生。母亲怀着我时不仅喝酒，更经常被父亲殴打。

5岁之前：打从有记忆以来，我老挨揍。

6岁起：我就得在家里和甘蔗田里工作，只要偷懒、玩耍就是一顿毒打。

8岁：偷了祖母五块钱，整整被妈妈打了5天。

9岁：烂醉的父亲痛打母亲，打完她后开始打我。他把我抬高，像扔掷纸飞机般把我丢出去，让我摔了个狗吃屎，直到现在，身上还留着当年的伤疤。待我年纪稍长后，他改用皮带抽我。

12岁：被叔叔性侵。

14岁：退学后，到花场工作，做些农事帮忙维持家计。

15岁：母亲过世。

15~18岁：和其他农民一起工作，下工后还得为爸爸和弟妹煮饭。

18岁：搬到纽约州，与大哥同住、工作。

19岁：第一次吸大麻，开始混帮派、酗酒。

21岁：与女友同居，我待她的方式和老爸当年对待妈妈的方式如出一辙。感谢老天，三年后我终于不再对她动粗。

23～28岁：吸食海洛因。

24岁：生平头两遭吃上官司。第一次是夜闯肉铺，结果我被镇上的看守所关了50天；第二次则是买卖海洛因时被逮。我那时手上有5包海洛因，一包两块美金，这场官司我没出庭。为了满足我的毒瘾，我不再工作，开始贩卖海洛因。

25～26岁：吸食海洛因，一度因为扰乱社会秩序被捕。我曾住院戒毒，那时最需要的是咨询辅导，但院方却只给我美沙酮［译注］解瘾，最后我选择离开医院。

26岁：因涉嫌谋杀及持有海洛因遭逮捕，以冷血蓄意杀人罪起诉，判处无期徒刑。

史丹的告白

爸妈在我3岁以前便已离异，我只记得父亲总是醉醺醺地和母亲吵个没完。我从不敢奢望自己能拥有幸福的人生，而我以为所有的家庭都像我家一样，也只该这么过。我以为别人家都跟我家一样，每天过着地狱般的生活，而全天下所有的父亲（和继父）一定会打老婆和小孩。在我心中，家庭生活就是等着爸爸从酒吧回家，并在心里默默祈祷他回家时心情很好。我当真以为大家都是这么过活的，然而，那样不是真的活着，而是在不知不觉中一点一点地死去。

韦克的告白

我只见爸妈吵过一次架，不过我连那次吵架的记忆都已模糊不清。我爸妈既不酗酒也不嗑药，他俩表面上看来幸福洋溢，但我却不曾见过他们对彼此真情流露。他们不仅分房睡，

译注 美沙酮（methadone）系政策性的毒品代用品，病人服用后，能减低对海洛因的依赖。不过，后来发现美沙酮的成瘾性更高，不少年轻的吸毒者在转用美沙酮后，虽然不再吸食海洛因，却开始依赖美沙酮。

对我也非常冷漠，在家中我们不曾拥抱、亲吻彼此。住在楼下的叔叔老是喝得烂醉，不只打我，也打他的小孩，在他面前不论我如何做都不对。

回想求学历程，我第一个想到的老师就是玛格丽特修女，她脸上长了好多大肉瘤，整张脸坑坑洼洼的。她老爱挑我的毛病。我记得好几次她把我拎到教室前，拿椅子腿打我手心，打完还不让我走，直叨念着天主教学校比公立学校的素质好太多了。那两年，我眼睁睁看着身边的朋友一直在进步，只有我好似不停地退步。

罗夫的告白

10岁以前，我完全相信自己不只是坏，而且一点儿也不可爱，更糟糕的是，我痛恨那个“让妈妈不得不遗弃”的自己。在感化院里，我不仅挨打，还被强暴，我以为这一切是我的报应，所以从不质疑这些事的对与错。

凌虐和忽视是大多数受刑人童年经验的主轴。对参与“情绪觉察与疗愈课程”的受刑人来说，即使我只简述他们童年受虐的故事，就足够让这本书比现在厚两倍。多数受刑人在成长过程中并未和父母同住。美国司法统计局公布的数据指出，25%以上的受刑人，父母不是嗑药就是酗酒。而我所见过的谋杀犯，大多在童年时曾遭受性侵。多数人在寄养家庭中长大，不然就是长年待在青少年矫正机构。许多身陷囹圄的人都是在贫穷的环境中长大的，家中往往缺乏情绪健康、富责任感的成人楷模供他们学习。

只有少数人会认为自己之所以入狱与童年经验完全无关，也许你就是这么认为的。参与“情绪觉察课程”的受刑人当中，的确有少部分人是这么认为；另外有些人则是在青少年时期或成年以前遭逢亲人死亡或参加越战等巨大变故，因而陷入困顿。

有的人虽然在充满爱与安全的童年中欢度、成长，但青春期却在充满混乱与挑衅的校园里迷失了，他们不顾父母的劝告，掉入不良少年的圈子里。尤其是在贫穷线下长大的孩子，帮派是他们唯一能接触到的团体。如果你认为自己在青少年时期与后来锒铛入狱并没有太大的关联，希望你敞开心胸继续阅读下去。我遇到不少人，原本认为童年生活与目前的处境完全无关，经过持续地回顾与省思，尘封已久的往事逐渐浮现脑海，为他们带来全新的领悟。

我经常遇见童年历经严重虐待的受刑人，他们竟然不知道自己其实是在受虐，也不了解童年如何影响了他们日后的选择、如何发展成目前的模样。胡安就是一个典型的例子。回顾一下胡安的生命历程，你会发现他根本没有童年，谩骂毒打是家常便饭。几年前在我尚未认识胡安时，他曾经填过一份调查报告，描述自己出自一个正派而体面的家庭，他真的以为自己的童年是快乐的。在这种环境中成长的人，很可能把殴打和虐待视为稀松平常的事。倘若痛殴和凌虐是这个孩子从小所见、所知的一切，日后他当然会认为这些举止是合情合理也是合法的。事实上，虐待儿童不仅违法，也绝不合理，孩子如果被虐待，绝对不是孩子的错。你会在本书中看到，那些不尊重、忽视、辱骂等行径对人格所产生的负面影响有多大，它会大到让一个人身陷囹圄。

认清生命历程的负面影响，不是要你找借口回避自己的行为责任，而是要你敞开心门，接纳内在的疗愈和创造力，如此才能让未来的人生走出过去的阴影。毫无例外，每个人的童年几乎都经历过创伤，也都需要疗愈。

暂停与思考

回想本章一开始述及的人们和他们的生命历程，你的人生是否和其中某个人相似？

小时候，当你和某些人在一起时，是否感到不舒服或害怕？

小时候是否受过精神、身体或性方面的凌虐？

幼年和青春期，是否有爱你、尊重你、支持你的成年人，让你觉得可以依靠？

成长历程中，当你需要保护时，是否可以倚赖爸妈或任何照顾你的人？

无论在情感或身体上，你是否感到安心？

是否有你信赖的人指引你人生、成长的方向？

上一章我说明了人生之初，不仅本性良善，而且能跟自由自在的真我相契相应。可是，人生的旅程既然是由脆弱而必须仰赖他人照顾的孩子开始的，为了生存，在情感上当然需要忠实的爱和安全感。倘若这类情感的需要无法满足，孩子只好黯然深锁那份开朗、信任、愉快的童心，保护自己不受伤害。卡帕席恩在《内在孩童复苏》［译注］一书提到："内在孩童虽然不再成长，却也未曾离开，它只是隐藏起来，等待释放。未曾满足基本需求的孩子，光凭着内心的恐惧和孤立，怎么可能开创快乐幸福的人生？"

幼小的时候，我们在生活上只能仰赖成年人的照顾，但如果这些成年人根本无法爱我们、尊重我们，虽然我们的身体会继续茁壮成长，但情感上的发展却会停滞不前，甚至完全退化。那份渴望信任他人、主动关爱他人的意愿会转而潜藏心底，内在孩童的周围从此筑起了一重又一重的高墙，以避免再度受伤。这些高墙，无论是强悍之墙，还是麻木不仁之墙、愤怒与挑衅之墙……全是为了保护那个惹人怜爱却脆弱无比的内在孩童，他静静地守在那儿，心中充满恐惧、痛心与愤怒。

我们需要忠实的爱、安慰与安全感，这些需求若无法满足，内在孩

译注　露西雅·卡帕席恩（Lucia Capacchione）心理学博士，以艺术治疗与教育训练见长，是艺术治疗领域多本畅销权威书籍的作者，著有《内在孩童复苏》（*Recovery of Your Inner Child*）等书。

童会感到焦虑、恐惧、羞愧、愤怒、情感疏离和沮丧，这些感受将伴随我们进入成年期。受伤的内在孩童会试图吸引我们的注意，成年后的上瘾问题，不断反复出现的情绪、疾病等征兆，其实都有迹可循。即使内在孩童依旧担心害怕，但他仍然期待重拾那失落已久的爱和安全感。我们若想获得疗愈，就不能忽视内在的这个部分。有个道理，乍看之下很不可思议，那就是：若想成为身心健全的人，便须关注内在孩童，拥抱他，学习像父母一样抚慰他，用过去渴望却求而不得的同情心和耐心来陪伴我们自己、支持我们自己。

当我在监狱上课提出“与受伤的内在孩童相遇”这个概念时，一开始有些人十分迟疑。要知道，监狱是个无法让人安心地敞开内心的地方。在狱里，人们会为了生存而设下更多的心防，同时也会启动更强的防卫机制，以确认各项防卫措施的确牢牢固固，足以自保。

游走于社会边缘的受刑人，比如因贩毒或重伤害而入狱的狱友，他们吸毒就是想要逃避内在的感受，他们非常害怕参与我们的练习，深恐勾起他们一直想要压下去的记忆。他们担心回溯过去会把他们宁可忘记的事情全部都挖出来，因而他们很可能在回溯过去时，开始抱怨时间不对或地点不合适……我很理解也尊重他们对练习的排斥和抗拒。事实上，某些抗拒是潜意识的保护机制，很可能反映出，此刻引出他的内在孩童之举，在时间或环境上可能尚未成熟（即使只是在心中回想，或和咨询师、牧师或感到可信赖的团体分享）。不过，我发现大多数有心参加课程（或是研读本书）的人，都能顺利地进行这类练习，从中获得极大的帮助。

长期以来，我留意到几个现象有助于安心接受“内在孩童对话练习”。首先，我们冥冥中其实知道自己在某一阶段能够承受多少，因此不至于把自己无法面对的东西抬上意识层面；其次，你若真的愿意碰触并陪伴内在孩童，你所获得的益处远大于所冒的风险。从另一方面来说，童年受过创伤的人如果未曾察觉此创伤，也从未获得协助与指导，埋藏在内心深处那个内在孩童会继续干扰此人现阶段的生活。不少和我一起练习的受刑人都感受到“疗愈内在孩童练习”的经验为他们带来一线光明，使他们更深刻地认识自我，明白自己这一生究竟是怎么回事。可以说，他们在情绪上所获得的疗愈，是他们连做梦都想象不到的。

如果你觉得自己尚未准备就绪，没有足够的安全感进行本章后半段的练习，没关系，你只需读完本章便能帮助你更加了解自己。毕竟，要儿时受虐的人回溯那段不堪回首的痛苦往事，这样的练习的确吃力万般，而且需要极大的勇气。

约瑟的分享

现在，我对自己的了解和刚开始上课时不太一样了。疗愈内在孩童的练习以我料想不到的方式改变了我。进行练习后，我挖掘出许多原本隐而不见、却对我的生活有极大影响力量的因素。如今，我对自己为何成为今日的我，以及如何造就未来的我有了更深的理解。

安迪的分享

接触“内在孩童”开启我紧闭的心门，我曾经以为它会永远紧锁，现在，我有满腔的勇气与尊严来面对过去。

为何需要回顾过去？

以下是我的朋友凯蒂写给她哥哥班恩的一封信，当时班恩染上毒瘾，正在接受勒戒。凯蒂的信以及班恩的回复，让我们得以了解，如何将回溯童年所产生的领悟与疗愈带进现阶段的生命。

亲爱的班恩：

这封信写的是我自己，但却是为你而写的。

我是个41岁的女人，我的心里住了个伤痕累累的内在小女孩，她躲了起来，不愿意见任何人，包括我自己，她好痛、好痛。

住在我心里的这个内在小女孩打从孩提时，就受伤了。她渴望爱，渴望拥抱，渴望成为他人心中特别的人。然而，小女孩的母亲心里也住了个伤痕累累的内在小女孩，所以，这个母亲无法表达爱，尤其无法透过肢体传达她的爱，她不会拥抱孩子，或许是因为她的内在小女孩从未被拥抱的关系。于是，我的内在小女孩相信自己不可能被爱。

孩提时，小女孩渴望被接纳、重视、赞赏。但是，抚养小女孩成长的爸爸心里也有个伤痕累累的小男孩，总认为自己愚蠢、不够好。无论小女孩说什么，他总是泼她冷水、百般质疑，事实上，他希望小女孩能因此学会独立思考，成为一个优秀的孩子。但小女孩学到的却是：不论我说什么、想什么、相信什么都是错的。她认定自己是个蠢蛋。

小女孩想把事情做“对”，想变得“完美”，想成为最好的，但因为她父母内心里住了个认为自己永远不够好的内在孩童，因此，总是百般挑剔他们孩子所做的每一件事，即便孩子已竭尽所能地把事情做得尽善尽美，但他们总能在鸡蛋里挑出骨头，要是做不好，那更是孩子的问题（天生蠢材，无药可救），对孩子极尽吹毛求疵之能事。最后，这个孩子学到的是：她永远不够好！

小女孩活得很痛苦，又无法满足被爱的需求，她变得暴躁易怒。但在她家，宣泄愤怒须付出极具毁灭性与无尽痛楚的代价，因为她父母心里也藏了个愤怒的内在孩童，只会透过肢体或发怒来宣泄情绪，这种发泄方式不仅危险，更让心灵受尽折磨。尖酸刻薄的批评、僵持不下的争执、粗声恶气的对待，粉碎了孩子内心深处的情感，留下影响终身的后遗症。孩子学会让自己成为一个无声无息的人，因为表达愤怒只会带来灾厄，面对愤怒，她只能像块海绵般默默吸收，以免事态一发不可收拾。

小女孩心里明白她需要爱，但无奈的是，她感受不到爱，也无法表达爱，爱已经在世代传承的伤害和痛苦中销声匿迹了，小女孩发现自己困在没有爱的生命里，欲振乏力。

小女孩学会将伤害及真实的自己一起往内里“塞”，塞得越深越好。她刻意让自己过着极为忙碌的生活，没日没夜地工作，像颗陀螺般转个不停，永无止息。她不愿休息，严格说起来，她根本不敢休息，因为她生怕自己一停止转动，那难以承受的痛苦就会找上门来。虽然如此，但心中的苦楚早已转化成身体的病痛，长期地折磨她，她无法承受这痛苦，只想自我了结（与其说是自杀，不如说是想彻底除去身体的疼痛），她用尽各种方法，服用镇静剂、抗忧郁药来麻痹身体的疼痛，即使她知道酒精是最好的止痛剂，但因为小女孩的父母酗酒，所以，她虽然害怕疼痛，但却更怕酒精中毒，所以她大部分的时间强迫自己滴酒不沾。小女孩感到好累、好疲倦。

班恩，我说了，这封信写的是我自己的故事，但我是为你而写的。我们同样被内心承受伤痛而不自觉地伤害我们的父母所抚养，你的内心也藏了个受伤的小男孩。也许小男孩“学到”的经验与小女孩不尽相同，但我确定小男孩过去所学到的都不是真的。班恩，我由衷希望你能感受到我对你的爱；我想安慰你、支持你、帮助你承受那份痛苦，直到痛苦减轻的那一天。我想：目前我所能做的就是写这封信给你，跟你分享我的体会，希望你明白你心底的伤痛其来有因。我也知道你这一生不断寻求治疗及纾解痛苦的方法。希望你出狱后持续接受治疗，你可以把这封信转交给你的咨询师，然后与他一同探讨内在孩童在过去学会的那一套，让内在孩童的伤痛有机会获得疗愈。

我对你内在的那个小男孩，有很清晰的印象，他非常可爱，蓝色的眼睛里闪烁着顽皮的光芒，我愿用心底全部的爱拥抱他。

班恩，无论你在何方，不管你遭遇到任何事，我永远爱你。我会持续关注着你，任何时候，只要你需要我，请随时打电话给我。

爱你的凯蒂

班恩的回信

亲爱的凯蒂：

我心里不断地挣扎着要不要回信或打电话给你，这份迟疑折腾了我整整一个星期。今天是我在勒戒所的最后一天，所以我决定回信给你。

我一直无法再次捧读你的信，我想：必须等我有足够的勇气时，我会再把信拿起来。你知道吗，我每读一句都得花上15分钟……因为，眼里的泪水已让我几乎看不清你的字。

在我进勒戒所前，你说的这些对我来说是没有意义的。

然而，我现在比较能接受了，我获得了我是谁、我为什么是这样的一个人的深刻启示。我这辈子第一次觉得或许我真的能了解自己，至少，我知道有人了解我。我一定会再读一次你的信，因为读着它时我多半在哭，连跑操时还哭个不停，我就这样一连哭了45分钟。哭着哭着，心中沉积的压力好似也一并释放了。

回顾自己这辈子所作的重大决定，以及自己为何一直走错方向，似乎在这一刻看出一些端倪。我作过的决定即使表面上看来正确，但却多半出于错误的理由。

我还可以不停地写下去，不过，凯蒂，此刻我只想告诉你，我非常爱你，你的信对我意义非凡，我无法用笔墨形容。

爱你的班恩

如果我们不愿疗愈受伤的内在小孩，那深藏的创伤仍会不断地渗漏出来，毒害我们的生命。过去10年，身兼作家、治疗师，同时也是极受欢迎的研习会带领人布雷萧［译注］已让众人明白“疗愈内在孩童练习”的重要性。在《走出成长的迷思：回归内在》一书中，布雷萧表示：

译注 约翰·布雷萧（John Bradshaw） 著名的心理辅导者，畅销书《家庭会伤人》的作者，美国公共电视曾播放他的“内在孩童”演讲，影响深远，另著有《走出成长的迷思：回归内在》（*Homecoming: Reclaiming and Championing Your Inner Child*）。

“内在孩童如果被漠视、被忽略，不被疼爱，又未疗愈，必然会影响成年后的生活。”当你阅读本章和下一章时，请试着回想你的生命历程，并对照书上的内容和你的真实生活，看看有没有相同或类似之处。

若不放慢脚步向内探求，耐心亲切地关照自己的内在孩童，我们会下意识地发展出一套强迫机制，再三重复同一自暴自弃的行为模式，直到彻底搞砸自己的人生为止。心理学家荣格提过一项心理学的原则：“压在潜意识下的心态必会外显为我们的宿命。”假如我们内在有一个自己没有意识到的伤痛，不论是因为我们害怕面对还是麻木不仁，我们会发现自己长年困在痛苦中，难以自拔，不仅自己饱受折磨，也带给他人更大的痛苦。

曾经被父亲暴力相向或目睹母亲被父亲痛殴的女孩，如果未能妥善处理昔日的伤痛，她可能会发现即使换过一个又一个男伴，却终究难以摆脱施暴、辱骂的对待关系。当然，施虐的男性必须为施暴负责；但既然她已经成年了，便有能力决定是否选择另一种生活，跳脱过去的受虐模式。不管如何，她在疗愈过程中必须体认到：无论她做过什么，暴力既违法也绝不合理。

一个未曾享受过母亲疼惜和关爱的男孩，可能会发现娶了个总是不支持自己的妻子。一个痛恨父母有瘾头的人，会发现自己也是个成瘾者。无论我们喜不喜欢，若不正视内在孩童所承受的苦痛，那生命不断轮回的戏码就永远不会落幕。

当我们遇见了那被关在角落里的内在孩童，试图帮助他们从痛苦的囚牢中解脱，便展开了自我疗愈过程，也开启了生命的意义与展望。一个从小被父亲施暴的女孩，她的内在小女孩虽然惹人疼爱，但却饱受惊吓与伤害，需要加倍的怜悯和耐心，聆听她的心声。男人也同样需要抱持很深的同理心和很大的耐心，聆听自己内在小男孩的心声。这可爱的孩子多年来承受了那么大的痛苦、恐惧和悲伤，他和所有孩子一样，需要母亲的包容与怜爱。尤其是长期受人忽略或遗弃的内在孩童，通常连最基本的爱与安全感都不敢要求，认为自己不配，他们其实是最需要我们的聆听和安慰的。

若想疗愈自己的情绪，必须同时兼顾内在孩童和成人之我的需求，把自己受到忽略、藐视和凌辱的感受化暗为明才行。这些“回溯童年创伤”的练习能帮你收拾过去，让你更加尊重自己，重新走出来，开启创新的能力，如此，你才可能昂首阔步地继续生命的旅程。

童年形成的羞愧感

布雷萧把人们在童年所受的忽视和凌虐，称为“病态羞愧感”，它所造成的伤害极具毁灭性，有别于因为做错事，比如偷窃、欺骗、说谎被抓到而产生的愧疚。“病态羞愧感”源自于人心“认定”自己卑劣、不配之感，好像光是活着就对不起天下人似的。儿时觉得自己不受世界欢迎、认定自己是别人的包袱，这种感觉一点一滴累积成了“病态羞愧感”。然而事实上，每个人生来都希望被爱，渴求安全感，期盼他人保护与关心，但“病态羞愧感”和它衍生的“毒性教条”让这些与生俱来的基本需求不但成了奢求，而且还让人感到无地自容。

孩子的理解能力有限，在感受不到爱与尊重的环境里成长，自然认定那是因为“我不好”“我不值得爱”“我比较丑、比较差劲”。“病态羞愧感”不是因为我们做了什么，而是因为我们认定自己是那种货色。在这扭曲的自我观念下，让我们连做自己都觉得羞愧万分。在这种环境下长大的孩子，分辨不出“这个环境有问题”，只会认为“我有问题”；孩子不会明白“我所依赖的人现在还没有能力爱人”，而误以为“我不值得人爱”。缺乏爱的管教方式，根本无法让孩子了解，他之所以被处罚，只是因为“犯了一个错”，它会让孩子感到“我这个人本身就是一个错误”。我们若不挖出这个信念，并彻底化解的话，由它所产生的“毒性教条”将会紧紧跟随我们一辈子。

孩子在身体、情感或性方面遭受虐待，他们不是责怪自己，认为这全是自己的错，就是认为自己该想办法解决问题。然而，孩子受到凌虐绝对不是他们的错。如果你童年曾经受虐，你要知道，错不在你！

暂停与思考

现在，请静下心来，深呼吸几下，尽量放轻松，开始回想你的童年。你现在回到了小时候住的地方和住家附近，回想一下，你是否曾因为大人对你的忽略、伤害、不尊重而责怪自己？如果是的话，请静默一会儿，定定地看着当年那个为了某事而感到羞愧的内在孩童，请想象自己打开全部心房接纳他，告诉他那不是他的错，一次又一次地，告诉他那不是他的错。

你若认为儿时被人忽视、受人凌虐是你的错，这种想法是错觉，是幻想！就算你小时候不听话、经历某种遭遇，例如被性侵……也都不是你的错。是的，这一刻是你放下错觉的时候了，让童年的羞愧和罪恶感浮现，跟你内在的大我之慈悲和智慧相见。你心里若还藏有任何令你难堪的儿时的秘密，试着诉说给一个深富同理心、值得信赖的人听；对信任的人倾诉秘密，有助于疗伤止痛，走出羞愧。你会在坦率地陈述往事、接受别人同理之际，展开你的康复过程。长年锁在心底、说不出口的秘密，只会麻痹我们的心灵，阻碍情感的交流与心灵的疗愈。说出真话，才能恢复心灵的生机，否则你和内在小孩都会继续自我谴责下去。要知道，锁在心底的秘密只会让你自惭形秽，让你无法欣赏自己与生俱来的纯真美善，身心终生不得安顿。

由羞愧感衍生的毒性教条，不只是在家庭传递着，我们的社会文化也常常会强化这种羞愧感。例如，我们的文化十分擅长羞辱，让人因为是少数民族、贫穷、学习障碍、无端受害、犯错、失败而感到丢脸。在这样的环境里成长，很多人将自己看作是一个失败者，入狱服刑更让这层羞愧感雪上加霜。除非有人爱你、支持你，或拥有丰富的心灵生活，我们通常很难觉得自己“够好”，同样也很难脱离长期羞愧的苦境。幸而许多心理学家和心灵教师多年来用心关注这个议题，并且也描绘出通往复原和疗愈的清晰路径，接下来的章节会一步步指引你踏上这段旅程。

4 | 由童年创伤走上疗愈之路

过去，我们内在孩童的渴求很少得到满足，此刻是我们满足他们需求的时候了。只要有所行动，永远都不嫌迟！首先，我们从4个层面来说明受伤的内在孩童对生命所造成的影响，以及“他”如何造就了现在的你。

受困的内在孩童如何侵蚀你的生活

一、攻击行为

布雷萧曾表示：“通常，我们以为内在孩童受伤的人都是善良、温和的，实际上，受伤的内在孩童反而应该为世上诸多暴力、残酷的行为负责。”幼年时期遭受的身心虐待和性侵害，让孩子学会了攻击；而未曾疗伤止痛的愤怒、悲伤、罪咎和羞愧，则为日后的攻击行为提供了源源不绝的动力。你们也许听说过，性犯罪者当中有极高的比例，自身在小时候也曾经遭受性侵；另一方面，许多施虐者不仅是早年家庭暴力的受害者，他们其实更是当年父母暴力相向的目击者。

受虐儿总觉得自己是无能的、脆弱的。即使其间的心路历程十分曲折，终究而言，这个受创至深的人还是选择了让自己成为加害者，而这种由受虐者变成施虐者的转变，正是他为了对抗内心深沉的无力感所使然。假如你是因为伤害罪入狱，进行疗愈时，你必须先试着触碰自己的受害经验。只要你鼓起勇气，对自我不加批判，全然地接纳自己，就等于替自身的痛苦经历打开了一扇门，让内心的痛楚得到纾解，你会因此变得更坚强更有力量。有了这股力量，你会愈来愈有能力陪伴内心那个受害甚深，且极度渴求你疼爱的孩童。

试着找个你信任的朋友谈谈自己受虐的经验，说出你的故事，告诉上天，告诉你至高的真我，或者告诉咨询师。写出曾经发生过的一切，也写下内在孩童看待这些经历的感受，就算写完后把它撕碎揉掉都好。尽量给予内在孩童一个充分体验的机会，放宽心去感受那些痛苦、恐惧、愤怒和悲伤，如此，他攻击的冲动或需求自然会开始消退，内心的伤痛也会逐渐获得治愈。

二、郁于中，形于外：行为的外显与内化

我们可以这样说，凡是行为粗鲁、不懂体恤他人、卑鄙恶劣、处处

叛逆的人，都可能是饱受创伤的内在孩童表达痛苦的一种方式。你不妨环顾周遭那些爱现的、被修理得很惨的、老爱恐吓其他狱友的、举止招摇的、惹人生厌的、自我中心的，或者是幼稚无比的人，请设法体谅他们，因为他们受伤的内在孩童正在腐蚀他们的生活和人际关系。碰到这样的人，你很清楚，全是因为他们的内在孩童受伤了，他们才会变成那样。越是行径恶劣的人，他们童年的受虐情形往往也越严重，受伤的程度越深切。

即使你看得见这些行为下面有一个受伤的内在孩童，但这并不表示你不能用常态的方式去处理这些恶劣行为。不过，如果能够用更成熟的观点来看待眼前这些人生戏码，或许能协助你适度地抽离，不至于让自己入戏太深。

有些受伤的孩童不知道如何向外发泄痛苦，而采取自残的行径，或不断批判贬抑自己，把痛苦深深埋藏到心底。一个曾经受虐或遭羞辱的孩子，不知不觉中会把虐待其的父母师长的行为，或鄙视其的社会眼光吸收为自己的一部分。长大之后，用不着别人来骂其妓女或恶棍，说其愚蠢、卑劣、一无是处，其早已在潜意识中狠狠地羞辱自己了。内在孩童心中的痛苦，如果不以健康的方式加以纾解，通常会转化成自我打击、自我厌恶或自惭形秽，并且长年沉浸在空虚和沮丧的感受里。自己的善性不曾受到肯定的孩子，会装出虚假的面目来应付社会，与真实的自己愈来愈脱节，最后连自己是什么都不知道了。

如果我们能在心中开拓一个安全的秘密花园，让内在孩童感到安心，全然放松，坦然吐露所有受苦的实情，我们自身的痛苦也会开始疗愈，超越过去那些让我们深信不疑的，却又处处设限的负面信念。

三、上瘾与强迫行为

科学研究指出，对酒精或药物的依赖可能跟遗传有关，但遗传因子本身绝对不是让人拿起酒瓶（或其他瘾头）的唯一理由，受伤的内在孩童很可能才是所有上瘾症和成瘾行为的问题根源。除非内在孩童获得了长年渴求的爱与关心，所有酗酒、吸毒等上瘾症是不可能停得下来的，所不同的，只是从一种形式换成另一种而已。例如有的人虽然不喝酒，但却像是被迫般一天得看上10个小时的电视；虽然没有吸毒，一天却工作14个小时；没有性爱上瘾症，却胖了15公斤，而且一逮到机会就赌博；或虽然已戒赌，却沉迷于宗教活动，借以转移内在的痛苦和空虚，而不是真心寻求内心的安详和自在。正由于成瘾问题的核心多半源自内在孩童追求爱与关怀的那份渴望，因此，若要治愈成瘾症，首先要满足内在孩童的需求。归根究底，戒除瘾头的目的是为了重获自由，而不是在内心制造更多的纠结。

四、“依附共存”的关系

问题家庭各式各样的荒唐事件可谓层出不穷，然而，在事情发生之际，家庭成员却往往噤声不语，没有人敢去揭开疮疤，也没有人懂得处理问题的真正症结。没有人呵斥贪杯的母亲，让她知道她的行为已严重毁灭了孩子；也没有人制止施暴的父亲，或至少挺身保护孩子，避免孩子遭受波及。那些孩子早就从中学会了自己是无依无靠的，也以为自己的需求和感觉并不重要。即使每个人都希冀拥有美好的事物，不幸的是，你获得的美好事物既远远不足，又承受了太多的负面情绪，不知不觉中，这些未被满足的需求就成了日后你生命里的障碍。自尊低落、内心饱受痛苦的孩子，长大后便和真实的自我切割，成为一个企图向外寻求满足的人，将自我的认同和价值完全交由外在的人、事、物来决定，例如金钱、好工作、哈雷、进口车、人际关系、傲人的身材、加入特殊社团，甚至成为帮派分子。少了这些外在的东西，他们对自我的认同及自我价值便微乎其微，甚至荡然无存。我们经常看到社会新闻中，男女为了另一半的离开而企图自杀，这正是依附共存关系走到极端的一个例子。长期漠视真实的自己，让他们以为伴侣离开后，自己便一无所有，只剩下难以忍受的空虚。

国际知名的“戒瘾十二步骤”曾说，“依存关系”中的人，通常会以纵容其他酗酒或嗑药者的形式来逃避自己的瘾头问题。这些依附共存者并不能协助他们的同伴解决困境，只会帮着撒谎，过着否认事实、隐瞒真相的生活。这种以爱为名的“依存式协助”，全是出自恐惧和依赖的心理。依附共存的人宁可维持着一段有害的关系，也不愿坦然面对自己“应该划清界限、正视问题”的恐惧。依附共存的人老早就学会了自己的需求并不重要，他们不懂得尊重自己，而且愿意做任何事情来换取他人的喜爱及接纳，极尽所能，就是绝不能让自己依附之人离开；为了守住这个人，他们什么事都做得出来。

依附共存呈现的另一种典型症状，就是自觉匮乏，进而需索无度，但是心中没有一丝感激或宽容。在健全的相互依赖关系中，人们会知道什么时候该接受、什么时候该拒绝，懂得体贴和尊重彼此的需求，但活在依附共存关系中的人很难体会到这些。

请试着认真回想，在所有亲密关系中，你是否注意并尊重了自己的需求？你老是为了别人而牺牲自己想要的一切吗（而且连理由都找好了）？你经常讨好别人来博取他们的认同吗？你会捍卫正义，并在必要时划清界限吗？你作决定时会用心考虑他人的利益吗？

当我们尚未进行内在疗愈，重新成为自己内在孩童的父母时，往往会寻找一个能为我们做到这一点的伴侣，然而，这是行不通的。最常见到的是，我们也会吸引到一个内在孩童一样受伤的伴侣，彼此都在寻找能够成为完美的父亲或母亲的对象，其结果，双方的需求往往因为互相抵触而终致落空。

一旦你跟内在孩童及他的真实感受产生了联结，你会发觉自己和真我更加契合，跟人相处也更轻松自在了。你的内在孩童需要你！温柔地对待自己，当你准备就绪，请让你的内在孩童知道，他们拥有一位真正的朋友。

与内在孩童相会

如今，你已成年，觉得自己都已经伤得这样深了，要你对内在孩童付出他所渴求的爱、慈悲，给他安全感，真是谈何容易？说不定你根本瞧不起“他”，或是你对“他”怕得要命。假如你发现自己真的无法面对“他”，不妨先在脑海里召请一位智慧、慈悲的长者，或是象征（上帝、耶稣、圣母玛丽亚、天使、佛陀、观音或阿拉，只要是合乎你内在孩童此刻所需的特质即可）。刚开始你也许感到有些别扭，但请相信，这方法相当有用。只要你愿意敞开自己，你会发现，想象出来的这些智慧和象征能够唤醒你内在的力量，为你打开平安、启发和疗愈之源。

现在，你已成年了，能够“回到过去”，给那胆怯的内在孩童未曾拥有的尊重、爱、安全感和慰藉。这小小的一步，有时能让人当下感到如释重负，有时则需要付出更多的耐心，才能获得内在孩童的信任，慢慢接近它始终不敢碰触的痛苦，让你有机会深入重重的感受——首先浮现的可能是恐惧，其次是愤怒，接着是悲伤和羞愧。

如果做完了本章的练习，你仍然无法触及自己的内在孩童（可能是时机或地点不对，或因你不愿尝试，或者这种内在疗愈的方式并不适合你），无论如何，都请记得感谢自己愿意读完并思考本章内容。单单只是思索这些概念，就足以增强你对自我的理解。

裘伊的分享

起初，我对“疗愈内在孩童练习”充满了怀疑，因为我早就认定自己绝对无法和内在孩童联结。但是，当观想的过程一开始，我却立即“回到过去”，来到一段孤单难挨的时期。虽然我只能回溯到13岁，不过能如此快速地回到那个年纪似乎是个不错的开始。观想时，我可以跟13岁的自己对谈，仿佛两个厮混在一起的哥们儿。我们确实混在一块儿，彼此做伴，我坐在内在孩童身边，轻搂着他，聊着他的感受。他对我诉说了许多心事，我告诉他我可以体会他的感受，只要我做得到的，我一定铆足全力。他跟我提及过去他所作的决定从未得到认同，他多么希望得到更多的支持。我回答他，从现在开始，只要他需要，我会永远搂着他给他依靠。就在这一刻，我们彼此都觉得好过多了。

我持续和内在孩童保持接触，我们的对谈似乎愈来愈轻松。一开始，内在孩童和我像极了两个陌生人，完全不知如何交谈。不过，现在我们已相当了解彼此的感受，可以更轻松更自在地谈心了。过去的紧张关系已经舒缓，现在我们只要其中一个人讲话，另一个人几乎可以把他尚未讲完的话完整地说出来。我终于明白，真正打开心扉的内在孩童正在教导我，无须大动肝火，我也可以跟别人坦诚相对。我正在学习如何让自己过得更好。

重新做你内在孩童的父母

想要重新当你内在孩童的父母，必须先与你内在健全的成人联结。但遗憾的是，就像多数人一样，你根本没见过一个真正健全的成人楷模。

暂停与思考

虽然你可能找不到一个健全的成人楷模，但请先静下心来，试着想象一个身心健全且深富爱心的成人，他会具备哪些特质？这些特质或许包含了耐心、幽默感、温暖、非关男女情欲的爱、关怀、敏锐、保护、尊重、力量、情感的支持、风趣、仁慈、同理心、同情心和温柔。

练习
疗愈你的内在孩童

以下的观想能帮助你疗愈内在孩童，练习一开始，最重要的是放轻松。找个安妥的位置，轻松地闭上眼睛，接着做四五次平缓、深沉、放松的深呼吸。吐气时，感觉自己全身都放松下来，感受生活里的种种问题、需求、重担全都从肩膀轻轻滑落。

倘若你很难放松，建议你直接翻到第九章，读一读有关如何放松的说明。请记住，放松是每时每刻都需要练习的。

然后，想象自己受邀到一个让你感到全然安全的地方，这个地方因人而异。它可能在户外，让你可以跟大自然接触；或是小时候一个值得信赖的亲友家里；也可能是一所确实存在或你假想的教堂、庙宇；或是一处你自创的私密空间，里面满溢着你所渴求的舒适与安全。做这个练习时，观想的安全空间可以每次都不同，当然也可以一成不变。

如果你有录音机，你可以缓缓地念出以下的冥想内容，录完后再反复聆听。倘若你正在参加情绪疗愈团体，不妨请咨询师或团体带领者为大家朗读这篇冥想文。假如没法子录音，也没人能帮你念，那就多读几次冥想文，然后闭上眼睛，让自己放松，尽量回想记得的部分就好。或者你也可以阅读三四行的内容之后，就闭起眼睛，尽量放松自己，任由自己融入内心世界。

这种疗愈内在的练习难免会激发强烈的情绪。倘若实在无法一次便完成冥想，也要对自己温柔点，只要读过冥想文就行了。等到你觉得准备得更好时，再来做这个练习，多给自己一些时间和空间进入那更深的情感层面。总之，做你觉得舒服的事就好。

你也可以先从近几年开始回溯，而无须马上回到早年的童年记忆。

这项疗愈内在孩童的练习，是要让你知道，现在有这么一个人，可以让你安心地分享你的痛苦与纯真的感受。这个人就是你内在的那个健全的成人。

开始冥想前，先找一个不受干扰的地方，舒服地坐下，放松身体，再做三四个深呼吸，全然释放自己。吸气时，想象自己吸进了柔软安详的能量；吐气时，感受自己已不再紧绷，愈来愈放松……接着，再一次吸进平安宁静的能量，吐出所有的紧张与压力。随着每一次的呼吸，愈来愈放松自在。

现在，请观想自己来到了想象中那个最安全的地方。那可以是你以前去过的地方，也可以是你在心中为自己准备的秘密花园。

观想自己就在这个地方……想象你的气息经由心轮吸入再吐出（心轮是靠近心脏，位于胸腔中央的一个能量中心点）。每次吸气时，观想自己吸进了一道温柔灿烂的光芒流通心轮。吸进这道光芒时，试着感受这宁静的光辉在身体里扩展，延伸；吐气时，感受这光芒扩展到你所在的这个地方。当你继续心轮的吐纳时，敞开自己，感受那内在的温柔与爱……感受你内在深处的力量，感受那一股温柔的能量，以及你个人内在的力量。不论发生什么事，请记住，无须批判，只要尽量敞开自己就好。

倘若你认为自己还无法给予内在孩童这份安全感，或就算有能力，但你觉得自己需要更多的爱与支持来帮你面对他，你不妨打开自己的意识和想象力，观想一个充满爱心的“象征”陪伴着你。它也许代表你内在的更高力量、你敬重的心灵导师，或任何让你感受到爱、慈悲、保护的对象；让这个爱的“象征”在你心中与你结合。

现在，请试着回想小时候觉得害怕、没人爱你的一段时光，一段你想要得到安全感、慰藉，却没有人在身旁陪伴你的时光，把这段时光带入你的意识中。你当时在哪里？再次观想那个地方，有其他人在场吗？如果有，那个人是谁？看一看当时只是个孩子的自己，观察一下那时你几岁了？那时候你觉得世界看起来像什么？

想象你正和这个胆怯的孩子在一起，观想自己以温柔的爱迎接他，让已经成年且具备了知识、智能和力量的你陪伴你的内在孩童，给他过去无法获得的尊重、慰藉和安全感，他知道此时此刻他是被爱的，是安全的。

想象一下你和内在孩童是怎么互动的，从他那儿找出一点线索，了解他的渴望和需求。也许，你的内在孩童仅仅需要一个拥抱，或是大哭一场，或者他需要肯定；他也许只是想放声大叫，或是向你倾吐他的遭遇，或许他只想好好地玩一场。请打开你的心，以慈悲、智慧和全然的爱，响应他的需求，告诉他他真正想听到的话，让他知道你会保护他，他是安全的，让他明白过去动荡不安的日子已经结束了，从现在开始，你会永远陪伴他。

现在，想象自己看着内在孩童那闪耀着光芒的双眼，让他知道，他永远值得被爱。

（到此，你想要结束，或持续更深入的冥想，都请信任你的直觉。）

如果你的内在孩童想要跟你分享他的恐惧和痛苦，请静静地听他诉说吧。无论他用什么方式和你沟通，都请仔细聆听他所经历过的种种，那些真实的感受和痛苦的回忆……

安慰他吧！以温柔、耐心和真诚的爱安慰他，让他知道你会永远与他同在。当内在孩童因为你的陪伴而渐渐放松，渐渐感受到温暖与安全时，记得再观察他的反应。

现在，观想你送给内在孩童一件特别的礼物，好让他记得你的爱与关怀。这份礼物可能是一只晚上可以抱着入睡的玩具动物，一条用来擦干眼泪的魔术手帕，一个供他发泄的出气袋，任何东西都好，即使那礼物超乎你意料之外。看着他接到礼物时开心的模样，继续想象内在孩童也回送你一件礼物，感受一下你们此刻的联结，一种建立在爱与宽恕上的联结。

再次看着内在孩童的双眼，让他知道，在他成为强壮而闪耀光芒的成人之前，你会一直陪伴他。答应自己，也承诺内在孩童你会花时间陪他，无条件地爱他。和他一起计划你们每天共享的时刻，即便只有短暂的几分钟。现在，想象内在孩童愈来愈小，小到可以摆进你心里，小到你们可以合二为一。现在，请停留片刻，回想你们之间全新的联结。请记得，此刻在你心里的内在孩童是安全无虞的。

只要你从容做到这些，你可以随时结束观想。如果想多停留一会儿，或者继续观想，任由你自己决定。

你若愿意，除了这个冥想，每天还可以再多花些时间放松自己，继续跟那个充满知识、智能和力量的成年之我对话。把这些智慧与力量和内在孩童分享，弥补他所缺乏的尊重、安慰和安全感。哪怕只有短短几分钟，你也要抽出时间，用心倾听，用心滋养。

练习
写信给你的内在孩童

不论是实际进行观想，或只是用回想的方式，完成之后都一定要花些时间写封信给你的内在孩童，和他分享你的看法。

汤姆的告白

亲爱的内在孩童：

我一直以为自己的童年过得挺好！为了知道一些和我们过去有关的线索，于是我接触了你。相处一段时日后，你开始告诉我小时候你受过的创伤，那些经历让我非常惊讶。请原谅我遗忘了这些往事，我把它们藏在内心深处很多很多年，因为我只想记住美好的事物。你告诉我，当你还很小的时候，有一次你感冒，咳得很凶，妈妈把你抱到没有暖气的客房，放到摇篮里，随后就关上门，把你独自留在那儿，如此，她才能一夜好眠。你的心好痛，噢！好痛。你又哭、又闹，大叫着说：“不要走，不要把我一个人丢在这里，我好害怕！”

接着你又告诉我，有一次你的表哥罗素用力推了你一把，害你撞到一个正烧得滚烫的垃圾桶，可是，当你跑上楼去找妈妈时，正在吃晚餐的她看都不看你一眼，继续埋头吃饭。然后，你又跟我说，有一次你荡秋千弄伤了脖子，那次，你不敢直接跑上楼找妈妈，给她看你的伤口，反而在邻居的门口坐了一个多小时，直到鼓足了勇气，才上楼告诉妈妈事情发生的经过。这么多年了，我一点儿也不知道这些事情仍旧困扰着你，我甚至不记得曾经发生过这些事。

不过，从现在开始，这一切都会变得不一样了。从现在起，我会当你的妈妈。当你哭泣时，我会跑进那冷冰冰的房间紧紧拥抱你，跟你说：“妈妈来了！妈妈在这里。”你再也不会感到寒冷、孤单，再也不需要哭泣了，因为我会永远爱你，我不会让这样的事情重演。当你捂着肚皮上烫伤的伤口来找我时，我会搁下食物，把你拥到怀里抚慰你。我不会责怪你贪玩受伤，饭回头再吃就好，这一刻，没有任何事情比你更重要。我会一再地告诉你，我有多么爱你，知道你受了伤，我有多难过。

当我望着窗外，却看不到你在后院时，我会马上出去找你。发现你坐在隔壁邻居的门口，我会轻声问你到底发生了什么事让你这样难过？当你跟我说，你很害怕上楼告诉我发生什么事时，我会跟你说不必害怕，脖子受伤并不是你的错，然后，我会把你再次拥入怀里，告诉你我有多么爱你。

你再也不用害怕了，因为我就在这里，我完全感受到你的痛苦。我会减轻你的痛苦，安慰你。我会经常拥抱、亲吻你，每天告诉你我有多么爱你，你对我有多么重要，没有你我活不下去。现在，我会在这里保护你，不再让你受到任何伤害，你再也不孤单了。

致上全心全意的爱

汤姆

汤姆对自己内在孩童的看法

过去的几天，“我们俩”都非常忙碌。我找回了一个从没好好认识过的朋友——我自己。刚开始，我根本不认为有“内在孩童”这种东西，不过，等我意识到“他”的确存在时，我才明白他一直就在那里，只不过是我忽略了他。他有很多话想诉说，我也专心地聆听。他比我想象的更有智慧。现在我已经够成熟了，我可以做他想要成为的那种人。自从我们比较熟悉后，我注意到了一件很有趣的事，我发现以前每当我在收音机里听到情歌时，我就会转台，那是因为我的生命里根本没有让我觉得特别的人，那些情歌充其量只会带来悲伤、悔恨。我有过两次失败的婚姻，我的内在孩童尽了最大的努力，让我理解为什么这样的悲剧会一再发生。他带我回到过去，让我看见了自己小时候未曾得到妈妈的关爱，于是，我试着拿这种情形和我成年后的人际关系做比较。

最明显的例子，就是我和我第二任太太之间所发生的事。我的膝盖在手术后发生严重感染，疼痛万分。医生告诉我，那感染几乎要了我的命，没想到感染竟会突然好转。我总共住院21天，我太太只来医院看过我两次！她的理由是她不想请保姆，所以必须留在家里照顾孩子。从此之后，我们的关系急转直下。我太太的作为就如同小时候我妈把我丢在那个冷冰冰的房间里，不管我的死活，只要我不烦她就好。

再回过头来谈情歌这件事。当我今天又听见那些情歌时，我把它唱给我的内在孩童听，他也唱给我听，顿时，我感受到爱在我们之间流动。我的生命里确实有个非常非常特别的人存在，那是个我能够去爱他，而他也爱我的人。我仿佛走入崭新的生活，没错，全新的生活就此开始。

安迪的告白

亲爱的内在孩童：

我大半辈子都在躲你。每当你想要表达自己的时候，我就喝酒，要不然就嗑药，好把你关在外头，故意忽视你，如此一来，你就是出现了，我也不会感到恐惧、愤怒或羞愧。我用喝酒或嗑药来麻痹自己、摆脱你，但这样做却只是让我一再触犯法律，惹来一身麻烦；我想从女人堆里索求关爱和安定感好逃避你，却一点效果也没有。看来我根本是不断在伤害自己。潜意识里，我一直知道你的存在，只是我并不清楚自己在躲避你。现在，我得为自己的行为负责了，我明白自己必须好好面对你。我想帮助你，也想更了解你，如此我们才能同心协力，共同解决我们所面临的情感问题，让我们合二为一，一起拓展我们的生活吧！

练习
跟你的内在孩童对话

另一个和内在孩童互动的练习是用“双手”写下你和内在孩童的对话。用你惯用的那只手（也就是你经常用来写字的那只手）记录的是成人的你；用另一只手书写的则代表你的内在孩童。用非惯用的手写字一定会感到笨拙，但是你不妨试试看，那可以帮助你联结“无意识”，而那个部分是你在使用惯用的手书写时难以碰触的。开始和内在孩童对话时，你可以先告诉他你很想认识他，如此你才能把他照顾得更好。先请问他叫什么名字，想不想说说关于他自己的事，比方他的年纪、感觉、喜欢或讨厌的东西、想从你这里得到什么，以及你该如何支持他等等。

你的内在孩童与你自己的小孩

有些人就算从未获得父母的爱，但依旧能用爱来支持自己的孩子，不过这应该是少数的例外，大多数未曾享受过父母关爱的人，往往也不懂得如何对孩子表达真正的情感。以还没戒毒的人为例，即使口口声声说多爱孩子、只为子女着想，但只要瘾头一发作，孩子就被抛到脑后了。

最令我惊讶的是，当人们开始进行疗愈内在孩童的练习，尝试陪伴他们的内在孩童之后，竟然也开始懂得陪伴及支持自己的孩子，甚至一些早已和孩子断绝关系多年的人，不可思议地，也开始主动付出爱与关怀。

迈克就是其中一个例子。迈克10岁时，母亲把他交给俄亥俄州的少年看护所监管。虽然她的经济状况并不差，但她不希望迈克干扰到她的生活，她从未到看护所探望过迈克，她彻底遗弃了他。18岁时，迈克离开了看护所，他找了份工作，结了婚，生了一个孩子。

迈克在女儿10岁时离开了太太，也抛弃了孩子——他是在拿自己10岁时的遭遇来对待女儿。现在，他女儿就快满19岁了，迈克必须等到自己懂得如何陪伴并支持他的内在孩童后，才能成熟地和女儿相处。自从他能坦然面对内在孩童的愤怒之后（而不像往常一样保持沉默），他才感到自己有足够的力量和勇气接受女儿的愤怒，而不再一味替自己辩解。当他开始耐心去做自我疗愈的功课时，他对女儿的耐心也增强了，进而投入好几个月，甚至是好几年的时光，终于挣回了女儿对他的信任。他必须先照顾好自己的内在孩童，才可能成为他女儿所需要的父亲。

有些人并没有参与“疗愈内在孩童练习”的经验，但他们愿意用爱心、耐心和同理心来对待孩子，或一些需要成人关爱和陪伴的儿童。透过这种方式，他们自然而然地展开了治愈内在孩童伤痛的历程，疗愈自己的内在孩童，同时也成为慈爱的父母。

如果你是一位瘾君子，你沉溺在瘾头的那一刻，等于遗弃了真我，同时遗弃了你的内在孩童以及你关心的每一个人。你其实是在用别人对待你的态度对待自己。

请以慈悲而温暖的心陪伴你的内在孩童，也陪伴那些尘封多年的情绪，这一刻终止了你过去缺乏爱的恶性循环，这一刻成了你新的起点。在这新的觉知下，你不再遗弃自己，不再重演你的亲友对你的遗弃，重新以慈悲、耐心、温柔和尊重接纳自己。你会由此得到释放而寻回真正的力量！

朗恩的分享

过去的经验告诉我，我一无是处，而且这辈子根本不可能变好。那些记忆痛苦得让人不愿回想。但至少现在我能够接受

“应当对自己慈悲”的想法，也能接受我内在有个被忽略的、渴望爱的内在孩童的想法。

因为参加了疗愈工作坊，我已开始看见自己和他人内在的美，尽管我眼中的新世界还不那么鲜明，但对我而言，这个发现比我目前或未来可能拥有的一切意义更大。过去，我所见到的一切尽是黑暗，现在，我已经能够看见自己和他人内在的光明了。

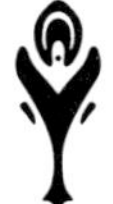

5 | 愤怒与怨恨：力量的迷思

要是在童年或青春期，有人愿意用爱心来指引我们，教我们如何妥善处理自己的愤怒，相信这个世界便不会有这么多受刑人，也不需要盖这么多监狱。

愤怒本身并没有错，这种情绪人人都有。愤怒有时还能激发正面的功效，提醒我们周遭发生了危险或不义之事，并在必要时为自己或他人挺身而出。然而，我们经常在无须发怒的情况下大动肝火，而且往往抓着怒气不放，不让它实时退场。

我们都知道，愤怒是一种具有爆炸性的情绪。当我们满腔怒火却又不知如何妥善处理时，通常会采用三种方式应对。第一种是发泄，化愤怒为攻击、侵犯、讽刺，更极端的则是暴怒、恶骂、操控他人。第二种是压抑，愤怒内化成沮丧消沉、欲振乏力、自我虐待，或自我憎恶。最后，愤怒也常会化身为“消极的攻击”，例如时而热情时而冷漠、固执己见、毫不妥协、习惯性的迟到、疏忽或健忘；又如勾起伴侣的性欲，火速满足自己的欲望后便不再温存，切断情感的交流。这类行为模式好似痛赏自己和对方一个耳光，它只是把某种隐藏的愤怒嫁祸于眼前的人和事物而已。

外在事件触发的愤怒

紧接着，我们来看看一些可能惹你生气的情形，以及你会如何回应。

例如：排队时，有人硬要插到你前面；打篮球时，有人莫名其妙地威胁、推挤你；狱规因为一个可笑的理由而改变，缩短了放风时间；答应为你携带东西的亲友因为太忙，已经第三次把这事给忘了。很显然地，外在世界总会发生一些既非你所愿、更非你挑起的事情，动不动就惹火你，而且往往让你火冒三丈。其实，只要你仍须和他人互动（监狱里的互动更容易擦枪走火），这类情形原本就是在所难免的。

无论是生闷气或勃然大怒，还是誓不低头、抗争到底，你的愤怒反应都跟你自己“情绪引线”的长短有关。你越懂得回归自己的存在核心，情绪引线就能拉得越长，如此，你才有机会看清眼前的状况，例如史蒂夫又在耍“恶棍”的老把戏了，贝丝又在上演她的“控制戏码”了。

看清正在上演的事件，并不表示你丝毫不会动怒。而是你不再一触即发，同时能清醒地看见自己可以有不同的选择：你想跟他们继续耗下去吗？你想在不卷入是非的情况下指责那挑起事端的罪魁祸首吗？你想打架吗？你可能被关禁闭，平白损失一段快乐时光，或失去三小时后跟孩子会面的机会，你值得冒这种险吗？你想离开现场，还是放下愤怒，继续打球？你和真我的联结越强，情绪引线就越长，也越能做出妥当而不后悔的抉择。

本书的第8、9、10章，讲述了重新诠释、放松和冥想的方法，这些宝贵的方法多少可以延长，甚至大幅增加你情绪引线的长度。

未抒发的愤怒

当你读到“发怒前，可以选择退一步想想看”之时，你可能觉得这是说给别人听的，对你而言根本不切实际，甚至荒唐可笑。此刻回想起那些惹你生气的事情，你眼中也许只有熊熊怒火，根本就看不到什么其他选择。

动不动就发怒的人往往认为自己只是针对眼前的事件而生气，其实不然，他更可能是在倾泻压抑多年，甚至是这辈子以来都未曾释放过的某个伤害、愤怒或悲伤。

倘若你是在酗酒、对你不顾死活或动辄打骂的问题家庭里长大的，只要昔日的伤害和愤怒未曾妥善处理，旧有的愤怒情绪就会反复上演。要知道，充满争斗和沮丧的成长环境，必然会造就这样的结果。

一触即发又难以控制的爆裂性愤怒，很少只是针对眼前事件的反应。想一想，你是否曾遇到过类似情形：有人只骂了你一句，你却立刻暴跳如雷？这种反应很可能源自内在郁积已久的愤怒。打个比方，你父亲曾掴你耳光，用皮带抽你、羞辱你，你却毫无招架之力，只能默默忍受。如今只要一被冤枉或鄙视，往日无法向父亲表达的愤怒就会再度浮现。或许你完全意识不到这一点，但只要过去的事情还隐隐牵累着你，此刻责备你的人就活该遭殃。压抑的怒气就像一个引线很短的炸弹，极易被点燃、引爆。但如果内在的愤怒尚未沸腾，你可能会生气，但不至于反应过度，也比较容易放下。

成长过程中，他人如何对待你，以及你从他人身上学到处理愤怒的方式，都深深影响你现在对愤怒的反应。

暂停与思考

花点时间思考下列每一个问题（愿意的话，你可以写下来）：

你的母亲如何表达她的愤怒？她生气时如何反应？

你的父亲如何表达他的愤怒？他生气时如何反应？

你生命中其他重要的成人（祖父母、叔伯阿姨、老师及其他兄弟姊妹），生气时如何反应？

你处理愤怒的方式，跟他们相似吗？

小时候，父母如何管教你？如何惩罚你？

你曾经感受到死亡的威胁吗？

幼年及青少年时期，你如何表达愤怒呢？生气时，你都做些什么？

他人如何回应你的愤怒？他们关心你的感受吗？他们会安慰你吗？还是会打你、排斥你、羞辱你呢？

你曾经隐约感到父亲会杀害或痛殴母亲吗？你有罪恶感吗？你如何应付这种情形呢？

父母是否以他们觉得安全的方式表达愤怒呢？

你觉得自己内心里埋藏了许多愤怒吗？

生气时，你都做些什么？

你生气时所做的事情都能妥善解决问题吗？还是引发了更多的问题？

你是否紧抓着愤怒久久都不愿放下呢？

现在你对过去所受的伤害感觉如何呢？

这些问题或许不容易回答，你在答复时很可能激起内心的反弹。此刻，请尽量诚实地面对自己，谅解而不批判地观察自己的反应。诚实面对自身的感受，能帮你从过去的负面经验中解脱，获得自由；你一旦察觉背后牵制你的情绪，你就不会下意识地反弹了，就是那些你意识不到的情绪破坏了你内在平安与真实的力量。

赫特的告白

在我的成长过程中，父母教我不要愤怒。任何时候，只要一有生气的苗头，我一定挨揍。所以我很识相地把愤怒压抑在心里，从不谈论它。为了发泄愤怒，我暗地里诅咒父母，有时候也把怒气发在我兄弟或表兄弟身上。长大后，一遇到困难便逃之夭夭，跟所有人保持距离，经常通过嗑药缓和心中的愤怒。

愤怒下面的感受

事实上，愤怒只是一种表层情绪。说它表层，并不表示它不重要或毫无意义。我的意思是，愤怒不过是冰山一角。很多时候，我们把所有精力都集中在愤怒上，却不知道愤怒之下同时也涌动着许多其他的感受。由于愤怒通常是声音最大、消耗最多能量的情绪，经常会吸引我们（以及其他人）全部的注意力。

暂停与思考

暂停几分钟，回想一次生气的经历，尽量回到当时的情景和感受。倘若你现在正在生气，请暂停片刻，觉察自己此刻的感受。

深呼吸，进入更深层的内在，看看愤怒底下还藏有哪些感受？你感到害怕、伤心、不安、无助、无力、受伤或被遗弃吗？你有过期望和梦想无法实现的失落感吗？

现在，让我们进入更深层的内在，在恐惧、失望或悲伤的下面，你是否渴望某个人真心聆听或关注你呢？你是否有意无意地渴望尊重、认可、安全感、关怀和爱呢？

一旦迷失在怒火中，你就再也听不到内心深层的感受了。治疗愤怒需要从倾听开始，开启心扉去探触更深的想法和感受。唯有如此，才能在怒火爆发之前找出愤怒的真正根源。大多时候，我们在发怒之前已经先害怕、伤心或痛苦得难以忍受了。

下次发怒时，看看自己是否能察觉愤怒来临前潜藏在愤怒底下的感受。如果生气的当下你无法刹车，那就事后再回想当时的体验。你也可以尝试“暂停与思考”的练习。如果能够以尊重（而非贬抑）的态度面对这些感受，你可以因而更诚实地应对这些情况，让自己不再重蹈覆辙。

若干时候，愤怒可能是事发之初最安全的响应方式，但你若就此久久停顿在愤怒里头，便看不清事情的真相。我们需要好好抽丝剥茧，试着厘清强烈情绪背后的原因。反之，任由自己完全陷入愤怒或其他强烈的情绪里，我们便无法清晰地思考与判断。

未经化解的愤怒经常会悄悄潜入内在，化身为不断浮现的绵绵哀怨；怨恨是一种令人生气的事件早已结束却仍阴魂不散的不满或憎恶，这种感觉可以顽强到你气愤的对象死后仍然余火不灭。你会对好几个月，甚至好几年前发生过的事件耿耿于怀、愤恨不已；更糟的是，你甚至会怨恨自己在想象中捏造的、从未发生过的事。怨恨就像手握火把，想要丢向他人，最后却烧到自己。

拥抱自己的愤怒

许多人并不害怕发怒，相反，他们习惯将愤怒表达得淋漓尽致，成为不折不扣的“愤怒上瘾者”，他们毫不尊重他人，不合时宜地大发雷霆。然而，也有一些人虽然怀有极大的愤怒，但自己却浑然不觉；即使他们知道自己有怒气，也会硬生生地压在心头。可以说，为了恢复健康的心理状态，“愤怒压抑者”所需处理的愤怒一点也不比“愤怒上瘾者”少。

如果你很少生气，可能是因为：

儿时，你就学会了不生气，因为你的成长环境不允许生气。为了保护自己，你只好忍气吞声；

愤怒严重破坏了你的家庭，它挟带的巨大创痛让你（也许是潜意识里）对自己发誓，以后绝对不能生气；

你根本没见过健康地表达愤怒的榜样。

所以，你首先要做的是，允许自己感受那些曾被压抑和否定的愤怒，而在释放愤怒和痛苦之前，你必须要学会毫不批判地面对它们。

如果你心头明明有愤怒，却不愿坦诚面对，你是无法穿越它的。但这并不表示你现在就该生气，痛快地借机“泄愤”一番；也不是鼓励你马上去找伤害你或对你不公的人算账；除非你觉得这是应该而合理的反应。我要说的是，我们必须给予长久以来被噤语的愤怒或痛苦一个发声的机会。它需要被倾听，需要一位可靠的见证人。这位见证人可以是咨询师、牧师、一位好朋友，或是你的真我。倘若你能与神明或其他更高层次的力量联结，也是很好的选择。

相较于愤怒，有些人更容易感到悲伤、沮丧和麻木。如果你正是这一类型，可能是因为从来没有一个信赖的人愿意倾听你的感受，所以不得不将自己的情绪强压下去。或者过去你愤怒时，曾经招来父母或其他大人更大的愤怒。愤怒会勾起恐惧、痛苦的记忆，为了逃避痛苦，很多人用药物“治疗”愤怒，他们抽大麻、酗酒、吸毒，试图让自己好过一点。问题是，一旦你这么做，愤怒和痛苦并未获得认真的倾听，因此它们根本不会消失。就和刻意压抑一样，在药物的暂时麻痹之后，它们往往会转化为消沉、沮丧或歇斯底里的怒火反扑回来，最终伤害的是自己、关心我们的人，甚至还波及素不相识的人。

去感受愤怒，可以给你力量保护自己，保护那个过去无法自保的内在孩童。如果你以前习惯了压抑自己的真实感受，现在的你去好好感受愤怒，可以帮你找回保护自己的勇气和力量。因为你终于知道了，必要时你绝对有权利愤怒，有权利维护自身权益。那些生长在受虐关系中的人往往不懂得愤怒，也不知道如何维护自身权益。假如你在童年时曾遭受身体或性虐待，如今的你，想要找回身体的主权、维护个人的权利和界线，就必须先学会感受愤怒。

请记住，只有先去感受愤怒，而后才能健康地化解它。

释放愤怒

有些人之所以无法直接面对愤怒，是害怕会像其他人一样失控。他们感受得到内在强烈的愤怒，却唯恐一去触碰便会毁掉整个世界，因此他们紧紧锁住愤怒的阀门。然而，这种愤怒其实积聚了巨大的能量，刚开始，刻意忽略或压抑也许还能够奏效，但维持不了多久就不管用了。如果你有满腔的怒火，一定要用各种健康稳当的方法来疏导这股能量。

现在就为你介绍抒发愤怒的几种方法。首先是“运动释放法”，例如跑步、举重。倘若你有拳击沙包，用力捶打它。任何形式的运动，只要能消耗大量能量，比如练习短柄壁球或篮球等，都是释放怒气的绝佳途径。假如活动空间有限，你也可以做仰卧起坐、伏地挺身，甚至只是拿着一条毛巾，使劲地拧。

另外，你可以一边跑步、举重、击打沙包或拧毛巾，一边不停地说“我很生气，我很生气”，如此重复三到四分钟。当你这么做时，千万记得不要落入让你生气的事件经过，也不要说“我很气某某人”，你只需不断重复“我很生气”就好。承认你的愤怒，然后把这股能量释放出去。

第二，写出你的愤怒，给它一个发言的机会。写下所有让你恼火的事情，一直不停地写，直到你所有的感受和想法全都呈现在纸上为止。

第三，找一个值得信赖的人谈谈你的愤怒。跟一个让你放心、毫不批判地聆听你的人分享你真正的感受。

总之，你可以用安全、不会伤人伤己的方式释放这股能量。

光是处理某些愤怒就可能花上你几天、几个星期，甚至好几个月的时间。当你迈出这重要的一步时，请对自己温柔一些，尊重自己的需求。此外，处理愤怒的同时还需要深入觉察，这样才不会落入愤怒的陷阱。没错，当我们心怀怒气时，唯有先感受它，才能释放它，但这绝不意味着应该沉溺于愤怒，或必须用愤怒跟人划清界限。要知道，感受愤怒能让你获得疗愈的力量，而沉溺愤怒只会削弱你的力量，阻碍你的疗愈。

紧抓着愤怒不放，你得到了什么？

很多人其实并不想处理自己的愤怒或怨恨，因为他们还不想放弃愤怒或怨恨带给自己的优势及好处，例如：我们常利用愤怒来控制别人，愤怒时所释放的高能量与激增的肾上腺素也会让我们感到有力。即使我们心中也有几分冲动想释放愤怒，或者多少也明白如果能放下愤怒，自己心里会好过得多，然而，只要怒火没有发出，我们便感受不到力量，无法掌控现况。我们也可能不知如何心平气和地坚持自己的立场、表明自己的见解；如此一来，愤怒在我们心中仍然是最稳当的靠山或防卫手段。大抵而言，怒气至少让我们感到安全，在尚未找到更好的回应方式以前，我们免不了还会反复使用愤怒这个“法宝”。

暂停与思考

反省一下，你是否曾经用下列的方式，利用愤怒和怨恨来达到某些目的？

你是否为了可以让自己感觉更有力量、更能掌控一切而发泄怒气呢？

愤怒可能是你自我保护的工具。如果你从小就被虐待、被戏弄，发脾气可能成了你保持力量的唯一办法。当狱中有人恐吓或试探你时，确实有必要借着愤怒展现力量；这种时候的愤怒，的确可以表达你正在保护自己，坚定立场。也有些时候，你觉得愤怒是对方唯一能理解的语言，毫无疑问地，这种时候你有理由表达“义怒”。

不过，更常见的情况是，我们之所以使出“愤怒”的招数，纯粹是因为我们尚未学会和真实的自己站在同一阵线，看不清事态背后的真正原因，不敢有话直说，也不晓得如何从愈演愈烈的小我战局中脱身。我前面说了，在你学习本书的功课以前，愤怒也许是你最熟悉的一种展现权力、力量、决心或个人尊严的最佳方式，更何况这个招数对你而言，截至目前，还颇为见效。

实际上，愤怒与怨恨往往只是一副面具，想要遮掩隐藏在后面的恐惧、无助、失望和不安；大部分的人只是借用愤怒与怨恨来壮大声势，充当自己真正的力量。

随着你的心智逐渐清明，觉察能力越加敏锐，虽然你依旧会发脾气，但你也开始发现自己其实无须动怒，你的“真我”本身就有“威武不能屈”的力量。

火冒三丈之际，请对自己温柔一些。等到情绪平稳之后，再回头思索可以从中学到什么。假设再有类似情况发生，你会选择哪些不同的因应方式呢？有没有办法让你不必动怒就能维护自己的权利？

◇你是否把愤怒当作完成任务的原动力呢？

有些人认为不动怒就无法捍卫自己的权益，或无法达成社会或政治的某些改革。显然，愤怒不仅能够，往往也确实是推动改革的积极力量之一。当一个人必须跳脱受虐关系、捍卫自己的需求时，愤怒可能正是他的原动力。同理，正因为受刑人遭受到不人道的待遇，群体愤而抵抗，监狱才得以完成许多改革。“反对酒后驾车母亲协会”［译注］便是由一位愤怒的母亲所发起的，这位母亲对她孩子的意外死亡感到异常愤怒，认为自己必须做点什么来杜绝相同的事再度发生。其他诸如儿童劳动法、争取投票权，以及许多正面的社会变革得以实现，多半源于人们对违反公理正义之事的愤慨之情。

然而，愤怒绝非推动改革的唯一或主要动力。如果我们能够跟自己的真实本质同在，光是凭着我们的同理心，以及与生俱来的公平正义感，我们就能满怀热情而且信心十足地采取行动了。倘若把愤怒当作推动变革的主要动力，必然会同时激起我们对改变的恐惧和排斥。最后，我们不但没有善用愤怒，而且还经常被它利用了。

◇你是否利用愤怒控制他人呢？

很明显地，我们可以利用敌意、争斗和愤怒，使他人感到害怕或内疚，从而控制和操弄他们。一旦如此，你必须付出更高的代价才能得到那些“好处”。相较于受到控制的人们而言，运用这种手法的人不过是把自己的价值贬得更低，力量削得更弱。这种方法带来的只是力量膨胀的幻觉而已。唯有感到失控或无力的人（就算表面看来并非如此），才会

译注　全名是 Mothers Against Drunk Driving，MADD，这个协会透过媒体与教育的倡导，督促驾驶人终止酒驾行为，提供酒驾车祸受害者诉讼方面的协助，并致力减少未成年人的饮酒问题。

使用这种手段。

倘若你习惯用愤怒控制他人，首先一定要承认这个事实，但也请勿因此自责。回顾你的生命历程，回想自己曾经被威胁、受愤怒控制的日子，试着和当时的感受联结，具体地回想当时的实况。然后，做一个深呼吸，进入你的内在，看看目前的人际关系中，是否有更好的途径可以让你如实地表达自己，而无须再用愤怒去操控他人。

◇你利用愤怒逃避沟通吗？

如果你不敢与人坦诚相对，害怕真诚交流可能带来的后果，你很可能会利用愤怒来逃避真相。愤怒可以拉开人跟人之间的距离，而且比起亲密关系和真诚沟通，它常常让人感到“更安全”。想想那些让你生气的人，深思一下，如果坦诚面对自己和面对别人，究竟会有什么风险呢？

假如你对某人始终心怀怨愤，你们之间是不可能坦诚以对的，双方都缺乏一种安全感去触碰或说出冰山一角下的感受。因此，你不一定非得面对一段其实已经结束的关系（就算这段关系表面上还维持着），也不必非得挖出自己的怨愤。你只要想想那个让你怨愤的人，然后进入心灵深处，深深体会一下你对这个人的所有想法和感受。再想一想，如果你跟他讲出自己的真实想法和感受，情况会怎样呢？你若觉得可以一试，不妨找个机会跟他说吧！

◇你是否利用愤怒寻求安全感来保护自己呢？

当你将怒气掷向他人时，通常对方会闪开。年少时，借着愤怒保护自己也许是一个必要也颇具创意的方法。假如你正面临极度的威胁，愤怒肯定是合理，甚至是必要的反应。我要再次说明，如果愤怒是唯一可以让对方有所反应的沟通方式，你就必须表达愤怒。但是，对成年人而言，多数情况下，大可不必通过挑起怒火来划清界限。首先你必须清楚自己可以接受什么、不能接受什么，然后你才能学习对那些剥夺或操控你的人设定界线。如果你曾经被人操纵，就有必要学习有效地维护自己的权益。

◇你是否利用愤怒辩称你是“对”的？

看到这个问题时，你可能正在想：“我明明是对的，他是错的。你最好相信这一点！”释放愤怒并非要你在此时此刻证明你是对的或他是错的，而是要学会看出“还有另一种看待世界的方式”。你只需如实地承认事实真相即可。归根究底，如果一个人错了，他就错了，你无须刻意以愤怒或痛苦来证明。

◇你是否利用愤怒让他人内疚呢？

怒火中烧时，你可能忍不住想惩罚惹你生气的人；而借着愤怒来加深他们的罪恶感，似乎可以让你达到目的。然而，这种手段也会带来问题，因为如此一来，我们可能在不知不觉当中也同时加深了自己的内疚和痛苦。

◇**你用愤怒遮掩深藏其下的感受吗？**

前面提过，感受愤怒比感受潜藏于它下面的恐惧或悲伤要容易得多。如果我们已经习惯了否认自己的感受，现在要你承认愤怒下面其实另有其他的感觉，可能令你万分痛苦；然而，也只有穿越痛苦，才能真正获得解脱与平安。

当然，如果碰到十分极端的情况，譬如说，一个人长期遭受不公平的待遇或严重的人身攻击，也许是被强暴，也许是亲人惨遭谋杀……这种情况，除非当事人已经获得更大的自主权，并有充裕的时间与空间进行疗愈，否则，仍然可以通过愤怒帮助自己避免陷入更深的绝望和沮丧。

◇**你利用愤怒来守住一段特殊关系吗？**

只要你还死抓着愤怒不放，你就跟惹恼你的人继续保持着这份关系。要明白，愤怒是一种承诺，怨恨也一样。如果你还在生气，问问自己，这真的是你想作的承诺吗？人们离婚多半是为了离开配偶，然而，只要他们依旧心存怨恨，就仍然被自己所怨的人束缚着。

在多数人的感觉里，紧守着怨恨会比放掉它更安全，因为释放之后的孤寂或恐慌之感似乎更令人难以忍受。对大部分受刑人而言，这种感受特别真切，因为受刑人在狱中跟异性建立新关系的机会微乎其微，故也更容易紧抓着对过去伴侣的怨恨之感。然而，心怀怨恨的人仿佛拿着一副手铐，一边铐住自己，另一边铐住你所怨的人。其实，锁住他人的同时，你自己也被锁住了。

◇你怨恨不已，是因为不想为生活中发生的事情及自己的感受负责吗？

也许这是紧守怨恨的最大好处。只要心怀怨恨，我们便能拿自己的不幸责怪他人，宣称“一切都是他们的错”。这并不表示他人就没有过失，也不表示他们不会影响我们的快乐或痛苦，但就算我们的确是受害的一方，最终还是必须对自己的感受负责。沉溺在周而复始的怨恨之中，无异于放弃了自我做主，故而也无从找回内在的平安。

惯性的愤怒只会转移注意力，让我们无法认清：不管我们与惹怒我们的人现在的关系究竟如何，只要我们还抓着当初的愤怒不放，就必须作出选择，到底是继续沉溺在愤怒之中，还是就此放手，展开新的生活？

◇想一想惹你生气或怨恨的情境或人物。停下来问问自己：“我到底从紧抓着的愤怒或怨恨中得到了什么？”然后，请完成下列的句子：

紧抓着愤怒，我所得到的是__________________________。

紧抓着愤怒，我所得到的是__________________________。

紧抓着愤怒，我还得到了____________________________。

紧抓着怨恨，我得到的是____________________________。

紧抓着怨恨，我还得到了__________________________。

紧抓着愤怒，我放弃了____________________________。

紧抓着愤怒，我还放弃了__________________________。

紧抓着愤怒，我另外还放弃了______________________。

紧抓着愤怒不放，看似有所得，其实失去更多，你放弃了快乐、平安和自由。最重要的是，你放弃了爱。也许你会觉得我说的这套方法在监狱里根本行不通，就算出了监狱也一样不管用。要知道，这种想法只是小我之声以及一般人的见解在左右你罢了。这些负面声音不停地聒噪，想要吸引你的注意。然而，只要你下定决心，愿意认识自己投射出的次人格，诚实面对内在真正的感受，静静地聆听真我之音，你一定会发现，平安、自由和爱时时刻刻与我们同在。

请回顾一下

1. 愤怒是正常的，有时还能发挥正面作用。

2. 愤怒会变成暴君，支配我们各式各样的感受，操弄我们的生命，限制我们的人生选择。

3. 我们必须打破“愤怒即力量”的迷思，才能唤醒真实与自由的力量。必须超越过去的愤怒与怨恨，更敏锐地觉察它们在目前的生活中所扮演的角色。

4. 我们应该坦然面对愤怒及隐藏在愤怒背后的感受。

5. 然后，健康地化解愤怒。

6. 最后，如果我们想要过宁静平安的生活，就必须彻底地释放愤怒。

我们将在第12章探讨最具破坏性的愤怒——对自己的愤怒所造成的伤害及其疗愈之道；并在第13章探索如何透过宽恕，释放对他人的愤怒。

6 | 失落之痛：说不出口的痛

入狱服刑，不仅夺走了你的生活，而且几乎让你失去一切。现在，让我们一起想想，入狱之后你失去了什么？

失去入狱前的自由。

失去每天上百次各种选择的自由：无法自己决定去哪里？何时才能四处活动？吃什么？和谁碰面？何时可以打电话？到哪里服劳役？做哪种工作？在某些情况下，甚至连上洗手间的自由都没有。

不能跟家人朋友联系。

无法再像以前一样，和好友分享生活点滴。

大多数受刑人没有机会认识狱所外的朋友。

失去陪伴孩子成长、参与孩子生活点滴的机会。

无法在特殊的节日（假期、生日、周年纪念日、亲友婚庆、毕业典礼、丧礼）陪伴家人或朋友。

没有性生活。

狱中结识的朋友转狱或出狱时，留在原处的你，再次失去朋友。

不能自己选择医师和牙医（当然也无法奢求如何的医疗质量）。

失去身外之物。

失去隐私。

失去仅存的自尊，“我”的存在被彻底抹杀（尤其第一次入狱时）。

失去梦想。

在美国有愈来愈多的受刑人被判死刑，丧失了生命权。

说起来，我们的社会愿意留给受刑人的同情可谓所剩无几，多数人认为受刑人的痛苦原来就是罪有应得的；在这样的社会气氛下，很难让人们正视入狱所引发的悲伤和失落感。受刑人多半也不置可否地认为，自己走到这一步，已经失去了为“误入歧途”而悲哀的权利。在这样的心境之下，要去学习面对人生的失落感，的确需要专业辅导人员的协助。我们能够预期也可以理解，即使受刑人鼓起勇气面对社会，得到的通常不是温情和谅解，而是“你活该”，或“你早该想到会有这种下场”诸如此类的对待。可以说，入狱本身就足以让受刑人被社会唾弃了。

但是，为了疗愈这颗受伤的心，就算没有人在乎你内心的感受，你仍然必须认真地面对入狱时的失落感。试试看，也许会有好心人愿意听你诉说。倘若你找不到能够深谈的人，把这些感受写下来，写的时候，尽可能温柔地看待自己。

在这趟“情绪疗愈之旅”上，你绝对需要勇气才能面对内心的悲恸和失落。过去，我们往往宁愿戴上面具，掩饰这些令人难受的感觉，也不愿面对心里的悲哀和失落。我们在失去正常的家庭，面对人间的惨痛和心碎之时，也只能漠然以对，仿佛一切从未发生过，久而久之，我们也学会了以若无其事的淡漠反应来否认内心的悲恸。

我们的文化宁愿不要看见悲伤，杀人命案不过是提高收视率的新闻话题，至于一个活生生的人被害，这件事对他的家人、亲友造成的伤害则绝口不谈。单亲家庭的家长每天工作长达14个小时，能养家活口就不错了，哪里还顾得到孩子一人留在家中的焦虑、孤独和难过？失去亲人的家属，如果能表现得好似什么事都未曾发生，大家会说他们“调适良好”；倘若他们哭个不停，这个社会反而会认为他们“适应不良”。

为自己的失落难过而形成巨大的悲恸之感，原本是合情合理的情绪表现。就如同手指头割伤了会流血，失去重要的人和事物，人们自然也会感到哀伤或悲痛，这是遭遇失落再自然不过的感受。

和所有的情绪障碍一样，无论我们是否有意为之，那些被刻意否认或阻断的伤痛，一定会以另一种形式渗透出去：也许透过身体的各类症状，也许透过忧郁、习惯性发怒、愤世嫉俗、病态的羞愧感、内疚等情绪症状，或是转化成各式各样的瘾头，甚至是扭曲为冷漠和“不在乎”的性格。

有些人从未意识到自己遭遇过多么巨大的人生危机和失落，父亲很早就离家远走，没有人跟孩子谈过这是怎么回事；失去婚姻的人只想赶快恢复正常生活，靠着药物、每星期工作90小时、火速投入下一段亲密关系；帮派分子一入狱，没了旧时同伙，立即投靠新的一伙人。面临失落之痛，大多数人不想面对内心真正的感受，宁愿无声地咽下痛楚，只求和“平常”一样地过日子，表面上悲伤好像消失了，但其实隐藏着巨大而有待疗愈的伤痛。

暂停与思考

入狱之后，你失去了什么？请试着一一写下来，深呼吸几分钟，记得对自己温柔一点。安下心来，慢慢发掘失落所引发的情绪和感受。倘若你愿意，将这些感受写出来，或将心中浮现的影像画出来。

写完以后，仔细回顾你写下的事件和感受，这些都是你和他人（父母、子女、爱人、老友、受害人）之间还没了结的事，也是你此生未了的一些心愿。试着想一想，有没有哪些事是你做得到而且能重新圆满这些缘分、愈合这段关系的呢？假如有，而且你也觉得自己已经准备妥当了，就去做吧，了却你真正的心愿。在尝试的过程中，别忘了温柔地对待自己，做自己的好朋友。

人生的失落

假如你在受虐或缺乏安全感的环境长大，即使你从未意识到，但其实你已经承受了许多的伤痛和失落，包括：

没有幸福童年。

不曾拥有孩子般的天真性情。

对自己的善良本质失去信心。

失去自尊。

不信任任何人和事物，认为世界危机四伏。

不知如何开创美好人生。

以及下列的状况：

社会基于偏见，让你得不到起码的尊重，也失去了某些机会。

死亡带走了你的朋友和家人。

和重要的人关系恶劣，和亲友疏离。

失去工作机会，郁郁不得志。

失去身外之物。

失去身体的健康，欲振乏力。

如果你正在勒戒，你还失去了能解解瘾头的东西。

治疗失落之痛的4个步骤

悲伤咨询专家沃登博士［译注］提出了“哀悼的4个功课”，作为治疗失落之痛的4个步骤，这些步骤对自我疗愈很有帮助，让我们想一想，如何将它们融入眼前生活之中。

第一步：接受失落的事实

治疗失落之痛的第一步，就是承认自己的失落，坦然接受这项事实，看清自己究竟失去了什么，清楚说出来，有助于我们接纳失落的事实，认清覆水已经难收，而人死也不能复生。丧亲之痛，大多时候令人心碎，但是，过世的人若是折磨过你的那个人，这种失落对你反倒是一种解脱。

遭遇令人心碎的失落，一开始，我们可能宁愿生气、否认心碎的感

译注　威廉·沃登博士（Dr. William Worden）悲伤治疗领域的大师，研究重病和自毁行为的治疗长达40年，是美国生死学教育和安宁照护的推手，著有《悲伤辅导与悲伤治疗：心理卫生实务工作者手册》（*Grief Counseling and Grief Therapy: A Handbook for the Mental Health Practitioner*），台湾已出版第三版的中译本。

受，以便逃避事实，可以说，我们内心深处的某个角落，一点也不想去感受或接受事实，宁可装作“一切从未发生过”。

罗夫的告白

入狱这件事，是我不得不接受的第一个失落，可是我对这件事完全无能为力。我花了四年多才愿意接受自己“非入狱不可”的现实；这期间，我有两年潜逃在外，两年打官司，另外还在州立医院待了将近一年。

就和罗夫一样，为了迈开人生的下一步，我们必须先接受失落的事实，认出失落的意义，接受“凡是有失落，必然难以挽回”的现实。然后，我们才可能心甘情愿地怀着爱心和期待，全心疗伤，穿越一部分的痛楚，如果情况许可，也许我们能穿越所有的痛苦。

第二步：哀悼失落

哀悼失落，便是找出失落在我们心中所引发的种种感受，然后温柔、开放而且诚实地面对它们。在心灵疗愈的路上，我们要保留一些温情给自己，坦诚地回顾真相，并且好好地接纳自己。

哀悼与伤恸是一个化解重重心结、接纳伤心、接纳内心种种深刻情感的漫长过程。在哀悼失落之初，我们第一次正视失落，发现自己原来那么茫然无助，而且世上竟然有这么多我们无法掌控的事情。这种发现，不仅让人心痛，也让人感到恐惧。这个过程可能激起内心种种感受，包括愤怒、内疚、羞愧、失望、爱、温情，或其他的激烈情绪。作家依斯特斯［译注］说过：“叩访心门，不是为了把心敲碎，而是请它为你敞开。”坦然地撤掉心防，然后打开心房，这样做，纵然会感受到隔绝已久的痛苦，却也可以让人如释重负，重获新生。

为失落而哀悼不见得一定要哭泣，只是，当我们敞开心房，真正碰触到内心最深的失落感之际，哭泣是再自然不过的反应。在监狱高墙外的自由世界里，别说男儿有泪不轻弹，就连女人为了生存也要学会世故与坚强，不能任意落泪。从小，我们便被灌输哭泣是软弱无能的行为，比如“再哭！我就给你点颜色瞧瞧，让你哭个够”，或“没用的家伙才哭”，或“不准哭，要像个男子汉”。这些话语不都在教我们要刻意忽略内心真实的感受吗？除了极少数的例外，哭，在监狱里仍然是个禁忌，只要你在狱中流露出一点儿脆弱，便是软弱无能的象征；这是人人都心知肚明的，所以你无论如何不能哭。即使在安全的辅导团体中，仍然有人担心哭泣会被当作软脚虾或笨蛋，向来被认定“要坚强”“有泪不轻弹”的男人更是如此认为。不过无论如何，狱中还是有能让人安心落泪的角落，情况许可时，我们也可以尽量维护这样的氛围。

试一试，找一个能让你安然表达自己的辅导环境或团体，陪你走过

译注 克莱莉萨·品寇拉·依斯特斯（Clarisa Pinkola Estes）美国诗人、心理分析家暨精神创伤专家，引言出自她的著作*Women Who Run With the Wolves: Myths and Stories of the Wild Woman Archetype*（暂译《与狼奔跑的女人》）。

哀恸的过程。若是悲从中来，却没有人在身边陪伴你，请克制“故作坚强”的习惯反应，请温柔地对待自己，给自己一点空间去感受心里的百感交集。也许你会需要抱着枕头，好好痛哭一场。有句话是这么说的：“哭不出来的人，心碎无法愈合。”

乔治的告白

因为某些缘故，以前的我从不哭泣，我根本哭不出来。不过，自从上了这门课后，我至少哭了三四次。我承受过许多伤害，只是我把受伤的感受强压了下来，我发现好多人也是如此。特别是刚开始接触内心的感受时，那真是痛彻心扉，管制眼泪的“水龙头”一开就不可收，可是在真正接触这些感觉，真正面对它们之后，你会觉得舒坦许多。

一个17岁的少年上谈话节目，主持人问他为什么凌虐女友，他说道：“有些人哭得出来，我哭不出来，我只会一拳挥出。”如果你压抑自己真实的感受，这些感觉便会伺机反扑，从其他渠道宣泄出来，也许你会开始有意无意地指责或虐待他人，将自己的痛苦倾倒在他人身上。我敢保证，倘若男人（还有女人）愿意流泪，我们的社会不至于有这么多成瘾和暴力的问题。强忍泪水，绝不可能使心灵变得坚强。流泪可以释放我们内心深处的情绪，在哭泣之后，我们会获得新的眼光和力量。我们的心想为失去的一切哭泣，想要为我们的遭遇悲伤。连一滴泪都流不出来的血肉之心，承载了太多难以启齿的哀伤，除了用拳头出气之外，这颗心超载的伤恸还会化身为抑郁、失眠、情感麻痹、溃疡等其他身体症状。

暂停与思考

如果你愿意全心体验失落所引发的种种痛苦，你觉得你会怎么做？你会有什么感受？

如果你选择锁住悲伤的感受，很可能是因为你觉得这么做才安全。乔治在“情绪觉察与疗愈课程”的课堂上落泪了，这么多年来，这是他第一次哭泣。当我们容许自己去感受失落或伤害的痛苦后，大多数人会像乔治一样，感觉好多了。

允许悲伤，能开启埋藏在我们内心深处的力量；而沉溺于悲伤，只会回头削弱我们。假如我们无法止住哀伤，放任自己愈来愈消沉，例如在离婚多年后，依旧走不出失婚的失落与悲伤，久久无法振作，这表示我们需要他人的协助，解开这个失落的层层纠缠。

比较健康的哀悼方式，未必能让我们从此不再心痛。有些失落之苦是如此沉重，例如被宣判无期徒刑、痛失爱子、童年受虐……那种苦是一辈子也哀悼不完的。然而，哀悼的过程仍能释放情绪，将人导向疗愈。令人心碎的痛苦不再那么频繁地烦扰我们，为痛苦所扰的时间也会愈来愈短。随着我们的心渐趋柔软，埋藏在内心深处的悲伤会逐渐浮出意识的门槛跟我们相见，那时，你唯一能为自己做的，就是对自己仁慈一点，坦然接受自己人性脆弱的一面。

泰德邦在《穿越伤恸的勇气》［译注］一书中写道：“伤恸，正是内心需要关怀、需要细心照料的一道道伤口。要穿越完整的哀悼过程，必须敞开心胸，诚实地面对自己的感受，完整地表达这些感受，然后轻轻释放。不论内心的伤口需要花多少时间才能真正愈合，好好包容和接纳内心的感受都是绝对必要的。过去我们总是害怕，以为承认内心的伤痛，我们就会被打垮。事实上，唯有我们充分理解内心的悲痛，才有机会化解这些伤悲；反之，没有机会表白的伤痛，必会如影随形，跟随我们一世一生。”

暂停与思考

倘若你敞开心胸，诚实地面对此生的失落之痛，心中会浮现什么感受呢？当你承认这些感受时，请记得温柔地对待自己，感谢自己愿意勇敢地回顾自己的人生。

译注　茱蒂·泰德邦（Judy Tatelbaum）　临床社工、心理治疗师，帮助许多人面对伤恸、失落，走过生活剧变，也是著名的作家和讲师，著有《穿越伤恸的勇气》（*The Courage to Grieve*）和*You Don't Have to Suffer*（暂译《无须受苦》）。

第三步：调整自己，适应新的处境

只要我们愿意看见自己的失落，诚实且温柔地面对它们在心中引发的真实感受，我们就已经在茫然的人生旅程中为自己努力理出一条路，也准备好适应新的处境了。是的，新的人生角色、新的身份，原本就是疗愈过程的一部分。比如说，因吸毒入狱的人可以将刑期当作一段自我疗愈的过程，看清一生的失落之后，安然放下过去“吸毒者”的角色，成为一个“只是需要治疗”的人。说真的，身处狱中并不妨碍你寻找内心的自由，你大可重新开始，远眺未来，思考未来种种的可能性，让生命重拾你内心真实的力量。

罗夫的告白

接下来，我必须面对妻离子散，亲人远去。过去，我总认为要是失去他们就活不下去，这样的想法让我的情绪和健康逐渐衰退。到最后，我总算接受了“失去他们，我也能活下去”的事实。原来，在我内心深处还有一个人，他是可以独立生活、获得疗愈，而且最终也一定会获得幸福的。

第四步：全力投入新目标

你的失落之痛经过了这一路的疗愈，终于进入第四步了。在最后这一步里，你必须把你的心力由你失落或放弃的人和事物之上抽回，转而将它投入新的目标。有些人误以为入狱等于宣告了人生的终结，决定不再花心思在自我疗愈和其他有意义的目标上。也许你认定自己这辈子只会惹麻烦，哪有资格奢望幸福美满的人生；也许你认为干脆切断别人的关怀，比较省事一点，也少添些痛苦。我知道，倘若你尚未体验到真实自我的力量，不知人生意义何在，要你投入新的人生目标，是多么不容易的事。但纵然如此，也请你千万不要放弃。就算你是正在等候枪决的死刑犯，也不要轻言放弃活下去的力量，不要提早埋葬自己。只要你获得一点疗愈，疗愈的绝对不只是你一个人；你的疗愈会促成他人的疗愈。所以，给自己一个机会，把你的生命力投资在一些有意义的事情上。

宣告刑期是令人痛苦难当的一大失落，然而也可以转变成即将重拾人生意义的一大机缘。在未曾经历人生的重大失落之前，大多数的人不会想到要将生命导回正轨。一位受刑人曾这么说："过去的我，过得既荒唐又堕落，而且无力改变这种生活。要不是被迫失去这一切，我怎么可能愿意放慢脚步，疗愈内心的伤痛！"他投入所有心力，勇敢地面对失落，疗愈童年梦魇带来的痛苦，对他而言，入狱虽然是他"最难忍受也最痛苦的一件事"，但也是"此生最大的一份礼物"。

只要你决心面对失落之痛，必能打开你封闭已久的心灵，让那仁慈和智慧的能量流出，转化你当前的处境。

练习

向内心的失落感致敬，并释放它们

现在，请调整一个舒服的姿势，做5次深沉而放松的深呼吸，随着呼吸的韵律释放一切。吐气时，提醒自己放松。想象自己在一个十分安全的地方，那里有一道光照耀着你，保护着你，让你的内心满溢平安和宁静。此刻，让那些早已成为过去但在你心中尚未了结的人和事物来到心中（也许是某个已离世的人，也许是依然健在者，也许是入狱前的自由生活，也许是让你成瘾的东西，也许，就是过去的你）。

将心中产生的一切感受，不管是生气、伤害、悔恨、了解、感谢……全都尽情表达出来。

你可以在心中正式向某人道别，想象他们能听见你心头的话。记得保持深呼吸，让自己沐浴在内在的光明之中。如果伤恸的情绪涌出，请容许自己接触这个感受，尽量对自己保持开放。

冥想结束之后，再次问问自己，是不是真的愿意跟这个人或这件事告别？是不是愿意放手让它们离开？当你准备就绪时，在心里看着这个人或这件事离开你所在的安全之处。感受内心的光明，放松地沐浴在这片光明中，让它融化你内在的障碍。慢慢深呼吸，感受你内在的圆满无缺。在这种感受里多待一会儿，等到你准备妥当，再慢慢地回到你平常的意识。

我建议你多做这个练习，它能帮助你面对过去的经历以及不可知的未来。有些失落很容易疗愈，有些失落则需要相当长的时间，不管历程多久，在疗愈的过程中，尽可能对自己保持耐心。

请回顾一下

疗愈失落之痛的4个步骤是：

接受失落的事实；

哀悼失落，找出心中引发的各种感受，以开放的心，诚实而温柔地面对所有感受；

在能力所及范围内，尽力调整自己，适应新的处境；

允许自己用正向的态度、全新的方式，全力投入新目标。

活在人间，无可避免地，我们会再三经历失落。请记住，每当你看清自己为失落所苦，愿意真实体验内心的悲哀与伤恸，不再逃避，不再掩饰，你就已经走上疗愈之路了。在疗愈失落之痛的路上，你必须时时刻刻保有你的勇气、力量和仁慈，这是条漫漫长路，引领你重新发现自己，认识自己。只要敞开心胸，面对真实的感受与经历，你会发现你的心还活着，而且你看得见希望。你只需诚实面对人生的失落，有意识地穿越内心的伤痛，人生的路便会为你展开，向你透露生命的意义何在。

第三篇 The Third

7 无分别心的宽恕：学会『真正看见』

8 重新诠释：另一种看待世间的眼光

9 放松：腾出空间，迎接新的可能

10 往内观照：看清事物的真相

7 无分别心的宽恕：学会“真正看见”

我们已经花了很多篇幅探索过去的经验及个人的感受，现在，我们可以放下那些沧桑，学习一种崭新的生活的方式，这套方法非常有用，我称之为“无分别心的宽恕”，也可说成“真正的看见”。不过，这儿的“宽恕”或“看见”，跟世俗的说法全然不同。一般人提到“宽恕”，心里通常会想到我该原谅某个惹我生气的家伙，而我说的“宽恕”，角度则迥然不同。

好，现在请注意看，所谓“无分别心的宽恕”，这个宽恕的对象必须是没有惹你生气，或是你从未见过的人。你一定会纳闷，“既然这样，我要原谅他们什么”？是的，就我们过去所理解的宽恕而言，你这么想一点也没错。

我在教导宽恕的时候，都会让学员从下面这个方法开始。现在，我们先暂停片刻，静下心来，然后再一同做练习。

首先，想象你把手伸进脑袋里，把所有和宽恕有关的观念轻轻地拉出来，搁在一边，用腾出的空间接纳新方法，学习如何把宽恕应用在日常生活中。至于那些被搁在一旁的旧观念，请摆在安全的地方，以备你万一需要还能拿出来用。

我在第二章提过，每个人都有一个“真我”，那一部分的我是清明、宁静、智慧和有爱心的；然而，每个小我也有自己的人格特质，小我的天性就是不断批判，活像一台不断吐出批判的机器。只要一碰到人，小我便开始活跃起来，依据对方的相貌、行为，或仅仅是某段和他有关的传闻加以评鉴，把他归类为酷哥、傻瓜、浑蛋或是______________（请自行填写）。我们就这样神不知鬼不觉地披上法袍，充当起大法官了。

你是否留意过每当自己经过会客室或在操场运动时，总会不自觉地评断某些你根本不认识的人？或者你会忙着为初次见面的人分门别类，而且还评定高低?

对于刚认识的人，不消几分钟，小我通常已经果断地决定该不该喜欢他，接着，便依据这个决定去看待他、跟他互动。一旦被小我框住，我们就成了旧有观念的奴隶，如此一来，你和他互动的当下，再也容纳不了任何新的眼光和看法。

小我老是忙着比较、忙着批评，它设计了一份“阶级评量表”，方便我们知道自己的位阶高下，好坏优劣。我们要不就认为自己不够好，要不就气焰十足自以为高人一等，我们就是这样轻易给别人下评语、给自己打分数的。

一旦用小我的观点去“看”，我们会自动搜寻自己跟他人不同或分裂之处。往往，我们会这么思考：我因为这罪入狱，你因为那罪被关；我在这里，你在那里；我是这个种族，你是那个种族；我属于这个族群，你是另一个族群；我有这等学历，你是别的学历；我来自这个地区，你来自那个地区。我们无法单纯地把这些差异当作个别事实看待，而是将批判附加在这些差异上头。透过小我的目光看待他人，我们不只审视了自己和他人的差异，而且还会对这些差异进行价值评断。就好像你明明不认识那个老是在读书的狱友，却可能判定他是个胆小鬼而对他嗤之以鼻。

真我站在全然不同的立场看待他人，他看的是你和他人之间的相同点，而不是比较你和他人之间有什么不同？孰好孰坏？不论我们的角色、性别，或是所犯的罪是否相同，背景是否一样，生活方式有没有差别，我们其实都有一个共同点，那就是你我的内在都是光。虽然覆盖我们内在之光的灯罩各自不同，然而，每个人都有一个心灵的真我，那才是我们真实的本质。

撰写过多部宽恕书籍的简波斯基医师［译注］说道：“我们从他人身上看见的，不再是那遮蔽他们光辉的灯罩，而是他们的内在之光。”针

译注 杰若·简波斯基医师（Gerald Jampolsky） 是儿童及成人精神医师，1975年于加州谛布朗创建“心态疗愈中心”，引言出自*Good-Bye to Guilt: Releasing Fear Through Forgiveness*（暂译《告别内疚：让宽恕释放恐惧》）。

对这点，我认为，练习“无分别心的宽恕”并非“仅仅看见真我的光，而看不见小我的灯罩”；更进一步来说，真正的宽恕是“我也的确看到了灯罩，但我知道灯罩并不是眼前这人的一切。”然而，小我却要我们相信，我们透过批判滤镜所看见的就是全部。如果小我一眼就认定某人是烂人、白痴、虐童者，是个白人、女人，不管是什么，它要我们相信那个人也就只是这样而已。小我主张，除了灯罩，除了我们肉眼所见的一切，其他什么都没有！

透过肉眼无法看见他人的内在之光。这“光”常常隐藏在恐惧、强硬、害羞、轻蔑等种种情绪反应的背后。要看见内在之光、内在的清明与美好，唯一的方式是透过你的意愿和动机。虽然表面看起来什么都没有，但你必须乐于“无中生有”，必须愿意透过心灵之眼去见到它，在仿如荒漠的一片虚无之中渴望看出生机。唯有心灵或真我具有看见他人内在光明的胆识和远见，唯有真我能看见被乌云般的纱幔遮住的光辉，也唯有真我能创造并洞察肉眼看不到的一切，因为真我从不用表象的价值来论断事物。

练习
看见内在之光

以下的练习可以说是操练“无分别心的宽恕”的一个小小起步。

接下来的一个月内，每天至少三次，每次只需用短短几分钟来练习“宽恕”，去“真正看见”那些并不熟悉或根本不认识的人。试着穿越他们的外在表象，看见他们的真我——内在之光。换句话说，要由衷地肯定你所见到的每一个人都具备了宁静、爱与智慧的本质。练习的时间和地点不受限制，走路也好，排队也行，只要有人的地方都可以。不必说话，也不拘任何姿势，只要在心里默认就够了。

看见他们时，就提醒自己：不管我的肉眼看见了什么，那个人的本质都是善良、智慧和爱。

甚至没有人的时候，你也可以在脑海中练习。

我要再次强调，用这个方式操练宽恕时，不需要眼睛直盯着人看，这纯粹是内在的过程，你不必说什么话或做什么事。所谓“看见”，是发自内在的一种肯定，明白另一个人的内在有个“真我”；在内心承认我们眼睛所见的各种行为和外在表象的背后，都潜藏着无比珍贵的善良本质，他人的需要和我们的需求毫无不同，同样都在寻找理想中的安全、爱和幸福。

作家潘德修［译注］说：“宽恕并不是无用的自欺，而是无比坚定的认知，在小我之下，我们每个人都是一样的。”在小我底下，我们都安定宁静，充满力量，被喜爱，也同样关爱他人。容我再强调一次，想要穿透外在，看到内在这更大的真相，我们必须具有勇气、强大的意愿，以及渴望看到的动机。

多年前我读过一本书，描述一名20多岁的学生前往墨西哥，跟随一位印第安智者学习的历程。那位充满智慧的长者对年轻人说，如果想要“真正”看见，就必须跨越“我们所认知的真实”那个框架去看世界，不只是小小转个念，而是要跨过“我们所认知的一切真实”，然后，用全然不同的眼光看世界。过去，我们其实是习焉不察，始终根据小我狭隘、有限的观点在学习，然后就凭着那点儿经验来判定这个世界。小我总是见树不见林，以为自己眼前的这棵树就代表整片森林，这真是大错特错！然而，用狭隘、受限的眼光来观看一切，正是小我的本质。

如果能透过无分别心练习宽恕，渐渐地，我们便能觉察到经常渗入我们意念里的惯性批判，以及我们和真我分裂的各种念头，进而自我疗愈，逐渐培养真正看见自己和他人真相的能力。

译注 潘德修（Hugh Prather, 1938–2010） 牧师、咨询师、畅销作家，父亲是有4次婚姻的地产巨子，而身为社交名媛的母亲曾结婚3次；与7位有上瘾、重病、犯罪等问题重重的“父母”相处的人生经验，让他对人生、对伴侣关系有更透彻的见解。处女作*Notes to Myself*（暂译《给自己的笔记》）被誉为“20世纪70年代的心灵鸡汤”，到现在仍然受到重视。

就某种角度而言，此刻的你已是千万个小我所评判的对象。人们不见得真的知道你是谁，但既然你已被归类为“罪犯”，无以计数的批判便会接踵而来。或许有些评判也不无道理，但多半时候，一些人们坚信不疑的判断往往都不是真的。只因为他们并未“真的看见”你，而是深深陷在他们自己的批判与恐惧之中。

我们若能着眼于“受刑人”或“罪犯”整个人的真相，那么即使他们犯的是滔天大罪，我们仍然不难在小我的面具底下，看见所有的人无罪的本质。要知道，无论是铁窗内的人还是铁窗外的人，大家都经历过不同程度的情感创伤，也同样拥有圆满的生命以及疗愈的机会。许多受刑人只因经年累月地承受家庭或社会的贬抑与羞辱，心里埋藏着极大的愤怒和暴戾之气，但只要有人能“真正地看”他们，他们迟早会找回内在的平安与力量的。他们可能着眼于恐惧所带来的黑暗，然而他们也跟你我一样，有机会看到真我所带来的光明。

不论是漫步街头，或在协助辅导受刑人的团体里，我经常看见他人内在绽放的光明，和他们积极正面的潜能。我之所以能够如此，理由其实很简单：在每天早晨起床的那一刻，我就下定决心“我要真正看见”。然而我并非时刻都能做到，跟你们一样，我也会陷入自身的恐惧和批判之中。只不过，每当我越能透过“宽恕的练习”，越有意愿用真我的“内在慧见”来取代小我的“表象观点”看待他人，这一天我能“真正看见”的片刻就越多；“看见”的片刻越多，我便能感受到越多的平安和力量。同时，当我看到跟我互动的人们的内在光明时，他们给予我的响应都好似在对我说，他们感到更平安、更有力量。

锻炼“真正看见”的能力就好比锻炼心灵的肌力。倘若我希望自己的二头肌更健壮，就得练习举重，随着日积月累的锻炼，肌肉自然逐渐增大。如果我想看见整体的真相，想要真正地看见，那就得锻炼自己的心灵肌力。不论小我认不认同，内在慧见既是我们与生俱来的天赋，我就会用它来认出人们永远值得被爱与尊重的部分。小我总是铁口直断，认为有些人的内在光明早就荡然无存了。然而归根究底，如果想要用内在慧见来看见他人，我们就必须有真切的意愿，愿意“重新选择”我们的观点，接受并信任肉眼看不见的部分。彻底地说，最广义的宽恕，是连他人都不知道或不相信他们自身具备至善的潜能之时，你仍然坚信他们内在存有这个力量。况且，他们可能在人格层面上承受了极大的伤害和恐惧，才会和真实的力量严重隔绝的。

当我们遇到相识的人，也想跟对方打个招呼，通常会和对方说声“嗨”。不过这声“嗨”到底在表达什么意义？很显然地，我们只是对眼前那具身体和人格打招呼而已。在南非，人们见面时会说“撒波纳”，意思是“我看见你了”——看见的，不只是你这个人的身体或性格，我还看见真正的你；我看见你的真我，看见你本质的善良与纯真。

以后，如果别人跟你打招呼时，都是对你说“我看见真正的你了”，而且他还由衷肯定你的善良、潜能与光辉，想想看，你的生活会是什么光景呢？

一天之中，请时时想着这句话：
我愿意真正看见。

无须如此

练习“无分别心的宽恕”，给了你一个奇妙的机会，可以好好观察小我的习惯性批判和心理游戏这类拿手绝活。你也终于可以脱下法袍，摆脱那个饱受压力、事务繁杂而毫无胜算的“法官”角色，不再动辄为他人的一言一行而心烦意乱。最起码的，透过“真正看见”，找回自身的力量，你的心境不再轻易受到他人的次人格和各种情绪的影响。

倘若你无法真正了解他人，你当然也不可能知道自己究竟是谁。批判他人的同时，你一样被那个爱批判的小我打败；如果你对他人嗤之以鼻，你必也会看到自己的微不足道，要明白，你们的小我还没纠缠过瘾呢！

在监狱里过活的人，终日面对那种环境，的确很难感受到“生命的本质是宁静、智慧和爱”。但即使你觉得自己和真我完全断线了，真我依旧在你内。你若想要经验一下真实的自己，最有效的方式就是从别人身上看见他的真我。倘若你能够在他人身上看见超越现状的种种可能性，便会明了自己也具有相同的潜能。学习去看他人的真我，是你认出“自己究竟是谁”的关键。你每肯定他人心里的光明一次，就等于肯定自己的真相一次。

爱看电视的懒骨头，会成天瘫在沙发上，遥控器按个不停却老是在看相同的节目，小我就是这副德行。你尽可以在自己熟悉的频道里，找到更多类似的节目。你若真心练习“无分别心的宽恕”，你就必须转台，试着收看你以前从没看过的频道。毫无疑问地，你的小我一定会抗拒。小我本来就对改变不感兴趣，它只投注在自己熟悉的范畴，热衷于批判的老把戏。小我的本质就是对立。只要一逮到机会，它就会把你拖回原来的模式。然而，真我渴望转变，渴望尝一尝自由的滋味。他知道内在的力量和自由才是他的天性，他已厌倦了千篇一律的老把戏。如果我们感到麻木、痛苦和长期的愤怒与焦虑，那是真我希冀透过这些感受，驱使我们认识他的本质。

只要你有意愿并且规律地练习“真正看见”，持续一段时日后，你就会自然而然锁定新的频道，而且再也不想转台。这些练习会为你带来新的眼光与了解，松开情绪的枷锁，让你找回真正的自己。

练习
回顾“练习无分别心的宽恕”

练习无分别心的宽恕一整天后，请试着觉察一下，你对自己或他人的反应是否和以往不一样了？你看待自己和他人的眼光是否也因此而有所不同了？现在，请完成下列的句子：

当我练习无分别心的宽恕时，我注意到他人是________。

我注意到自己是________。

我的感受是________。

我对他人的感觉通常是________。

我在自己和他人身上学习到的是________。

以下是参与本课程学员的分享。

罗夫的分享

当我练习“无分别心的宽恕”时，我最先注意到的是人们的外在表现，例如强悍、冷酷、悲伤或耍宝等。然后，我发现他们并没有我想的那么糟糕，接着我才开始看到他们想被接纳、想被爱的需求。

我对自己的觉察是，面对外界，我表现出来的样子是我刻意装出来的。我一直把真正的自己藏起来。

我感受到虚伪和害怕。我很想要别人认识并且看见真正的我，但卸下武装、坦诚相见的风险实在太大了。

我对他人的感觉通常是愤怒、恐惧、批判、不值得尊重。

我在自己和他人身上学到的是“我们都差不多”。我们都把自己隐藏在层层的伪装和面具背后，丝毫不相信他人会把我们当成一个懂得关怀、懂得爱而且有价值的人。

杰克的分享

我只练习过几次。要在这个鬼地方原谅他人，心里不免有几分担心害怕。这也没办法，本来就会这样。不过，我会一点一点小小地宽恕，继续试试看。

蓝尼的分享

过去的几天，我一直在练习用不同的角度看待他人。对我来说，猜测别人到底是什么样的人是件再自然不过的事。我找了几个让我（小我）最受不了的人作为练习的对象。我虽然尽量不作判断，但狱所里偏偏就有几个我根本没跟他们说过话却又没来由地讨厌的人。我辗转得知一些有关他们的事，这些事都是他们告诉我朋友的，而我便是根据朋友所说的话来判断他们。现在，我正试着抛开这些成见，了解他们为什么会变成那副模样的原因。

有个家伙，他充满了愤怒的次人格。于是，我运用学到的宽恕功夫，坐下来和他聊天，我引导他，让他看到他对前妻的愤怒下面所隐藏的东西。刚开始，他还嘻嘻哈哈闪闪躲躲的，我一直请他正经一点。最后，他终于开始述说自己的伤痛和遭到背叛的感受，以及他现年52岁，即将在三年后出狱，届时他必须以55岁的年纪重新踏入社会，从头开始打拼，这样的未来令他十分不安。我以前真的一点都不喜欢这家伙。过去，我们在厨房劳役时，我曾听他说过话，那时我对他的印象是一个恶劣又自以为是的老头，我根本就不想跟他打交道。现在他似乎比较可以跟我谈心了，跟我讲话时也比较像“两个人”在交谈，而不是他的次人格在跟我讲话。我现在可以“看见”他那些言论背后所渴盼获得的关切和同情，而且我也制造了让他认识真我的机会，在他心里播下“用不同的观点看事情”的种子。过了一段日子，我们两人仿佛脱了层壳，和交谈之初截然不同。我发现，只要我有意愿，我就能了解他人，而且明白自己并不比他人优秀或糟糕。

请将这句话放在心里，并时时回想：
有另一种看待世界的方式。

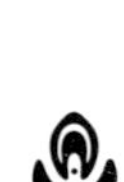

8 重新诠释：另一种看待世间的眼光

生活当中，总会有某些特定的人物或事件引发我们某种必然的反应，你可能一想起某个人就恨得牙痒痒；排队时间稍久了点就火冒三丈；看天气预报说今天是阴天便情绪低落。特定的人物情境会激发某些想法、感觉和行为；我们的确如此，然而，我们未必知道其中的关联。

当然，也有某些人和事物会引发正面的情感，例如说，当你想起生命中某个特别的人，心头便暖洋洋的，感到特别平静。这些让我们感受到积极正向的人物或情境并不会压垮我们，本章暂不讨论，现在，我们要集中探索那些会挑起负面情绪的状况。

暂停与思考

请完成下列句子：

______________________________让我生气。

当______________________的时候，我无法忍受。

一想起____________，我就觉得____________。

当我想到____________，我觉得____________。

当__________________________，我觉得很烦。

请仔细观察一天当中有哪些事令你反感。不管你是穿过走廊、在操场附近逗留，或者是在会客室、图书馆、房间及其他任何地方，请留意哪些事会挑起你的负面情绪。

雷蒙的告白

我仔细回想自己一天的生活，最先让我感到不快的是，一早醒来我发现我又得继续蹲苦牢；穿过通道前往餐厅时，看到教官直盯着我们瞧的严肃表情，也让我很不爽；排队等候发餐时，又被这里的伙食惹毛。操场的监视器更令我火大。整天下来，我发现，愤怒和失望是我最常被挑起的情绪。

究竟是谁惹了谁？

你如果仔细观察自己，便会发现，某些人和事物的确特别容易牵动你的心情和感觉。

尽管某些情境可能引发你的特定反应，但你的想法、感受和行动未必要受他们左右，你无须因而陷入愤怒、恐惧或苦恼当中。事实上，你一旦卡在自己的情绪里头，无异于将自己的力量拱手让给牵动你情绪的人或事。举例来说，一名狱所管理员老爱欺负狱友，某日你遇到这个管理员，他对待你的方式让你感到被羞辱，你马上就火冒三丈了。于是，你的血压开始飙高，接下来的好几个小时你暗地里气得七窍生烟，恨不得逮到机会就给他颜色。结果，那一整天你和其他人的互动既烦躁又多负面，就连前来探监的朋友也遭到了池鱼之殃。

重回事发现场来想想，你会发现你在赋予那名管理员力量，不仅让他羞辱你，还让他夺走你内在的平安。明白地说，你把“决定自己感觉的权利”交给了对方，而且在心里对他说：“这是我内在的平安、我的力量、我的幸福，全都拿去吧！我把情绪的掌控权全都交给你了。”看清楚吧，你竟然将这么大的力量拱手让人！

面对这类情绪反应，小我会辩称“是他们令我抓狂的”“是他们惹毛我的”。然而真相是，他们根本没有叫你抓狂或恼怒。如果你是成年人，除非你允许，否则没有人可以为你的内在感受作决定。你有权决定自己的内心状态，除非你自愿放弃这个权利。你的处境对你所具的意义，完全是你自己赋予的。

想一想，你认为他们是要刻意羞辱你，还是他们只是陷入次人格而忘了真实的自己？面对某个吃软怕硬的监狱管理员、狱友或其他任何人，你认为他们是人神共愤的浑蛋，或是“缺乏安全感、必须靠欺负他人来幻想自己高人一等”的可怜虫呢?

你可以选择如何看待他们，而你的选择会决定你的感受，究竟是要感到遭受迫害，还是要看清事情的真相而回归内在的平安？事实上，并不是某个人物或情境去激起你的反应，而是你对这特定人物或情境的想法和态度造成你的压力。

如果你认为对方损人的行径完全是针对你而来，却没看出他只不过是在要“老把戏”，你当然会不由自主地卷入其中。

我们很容易随他人起舞，但觉察力越强，就越不容易跟着栽进去。只要我们看清真相，便会转头为自己的幸福负责，而不至于被人牵着鼻子走，然后再把自己的不幸归咎他人。理查德就是一个很好的例子。

理查德的经验

今天有位狱友差一点让我失去耐性！事情是这样的，他要我说明如何阅读目前课程的内容，才没多久，他突然对我大声咆哮，因为他觉得我没有听进他对某件事的看法。就在我准备要反呛回去的那一刻，我觉察到自己的反应随即收回这股冲动，并试着缓下来对他说：“要我协助没问题，不过你不能再大吼大叫。”我轻声地告诉他，我不想加入对吼的战局。当我保持真我的觉知时，他也渐渐平静下来，于是，我们不再以次人格来回应彼此，而是用真我相互交流。我引导了他一个小时，后来他还特地到我房间谢谢我那么有耐心。

理查德受到刺激的那一刻虽然失去了耐性，但他当下觉察到自己的情绪，选择用另一种态度去响应，因而未陷入僵局。话说回来，如果你要对付的人已经情绪失控，非宣示他是老大不可，就不像上面那样容易化解了。

毋庸讳言，有些人确实拥有（或行使）某种可以控制他人行为的权力，任何受过伤害的人都非常清楚这一点，正在狱中服刑的人体会更深。但即便如此，你还是有选择权，你可以决定要不要助纣为虐，要不要将你平安和幸福的力量拱手送人，好让他变本加厉地控制你。

如果你选择不让对方操控，就必须跳脱习以为常的反应模式：

1. 首先，你必须试着觉察自己的情绪反应，只要你意识得到，便不会再无所适从了。回想某次你遭受刺激而感到愤怒、沮丧或不安的情境，现在，想象自己置身其中，但要抽回一部分情绪，去看事情如何进展，请记住，此时你只需静静地观看自己的反应，不要批判。

2. 接着，留意那个刺激你的人的次人格是什么？譬如说，恐吓者、铁娘子、自大狂或者赖皮鬼。你会发现，这个人其实已经不是真实的他了，因为认得真实自我的人肯定不会有如此表现的。

3. 观察你怎么批评他们，看看你的次人格如何跟他们的次人格纠缠不清。

4. 无比肯定地对自己说：

现在我能看清这情况，
我可以让自己更理智、更冷静、更清明，
决定权操之在我。

5. 最后，请审视一下：是不是自己也有某些态度或行为导致这个状况，如果是，在心里为自己的行为负责。

如果你在某些特定情境下，无法更理智或更冷静地面对，至少试着对自己宽容一点，感谢自己还觉察得到其他的可能性。即使你在那事件中不觉得自己有所改变，只要你意识到自己还有不同的响应方式，这一觉知本身就会产生安定的力量，让你愈来愈不受外在情境的影响。

西奥的告白

首先，我要声明我对任何人都没有偏见。生活中我有自己该面对的问题，没必要跟别人过不去。比如肤色啦、性取向啦，乃至任何“能证明自己与众不同”的个人差异性，对我其实一点都不是问题。

我在狱中这段日子结交了许多朋友。其中，最让人议论纷纷的，是我和一个同性恋小伙子做朋友。我自己是个异性恋者，却因为跟这个年轻人往来而饱受批评。我还可以应付那些白痴对我突如其来的挑衅，也就是说，我还能克制自己。可是，一旦他们攻击的对象是我朋友时，我就会愤愤不平，只想狠狠痛打他们一顿。

今晚有一群人联合起来引发一阵骚动。当我和我的同性恋朋友站在房门口讲话时，有个年轻人故意赤裸裸从浴室跑出来，一副自以为充满男子气概的德行，下巴抬得老高，大摇大摆穿过走廊，走回他房间。可想而知，他这举动分明是想让我朋友难堪。那群人肯定认为我朋友会紧盯着那光溜溜的家伙，说不定还会情不自禁说些下流话。不过，我朋友并未如他们所愿。他只是转过身，走进我房间，避开那些看热闹人的目光。这群人没戏唱，很快就散了。我却是大为光火，还打算上前好好教训他们一番，让那帮人知道他们有多浑蛋。然而，我朋友根本不把这当一回事，我完全料想不到他竟然如此反应。后来他跟我说，这不过是同性恋者生活里免不了的一部分。我从他身上学到了宝贵的一课。他对于自己是谁，以及自己人生的处境感到自在安然。他已推倒那些束缚着他、令他痛苦的高墙，而让真实的自我闪耀出光辉。他是个富有爱心、善解人意、关怀他人且深具同情心的人。他所展现的意境，正是我一生所向往的。

任何情境对于我们所具有的意义，都是我们自己赋予的。西奥的同性恋朋友大可高声叫嚣、大发雷霆，或者挑起冲突，加入战局，但正因为他深深理解这一切，所以可以如此泰然处之。

在这一天，提醒自己：
我界定了每个情境对我的意义，
我可以选择看待这些情境的方式，
决定权操之在我。

请回顾一下

请牢牢记得，你的看法是有选择的，你如何看待人们及境遇，你就会有什么感受。监狱和看守所里的生活空间多半拥挤而狭窄，你每天都会接触到情绪不稳的人。他们外表看起来虽已成年，但由于童年时期遭受的漠视和凌虐的创伤并未疗愈，情绪年龄可能仍停留在7岁。有可能你被某人激怒了，因为他表现得简直像个受伤的7岁儿童，或像一个极度情绪化的11岁小孩，想用种种怪异手段得到“朋友”的认同。

但是，你也可以从更宽广的角度去看整个事件，同时看到对方的真我，以及那个内在受伤的7岁小孩，或缺乏安全感的11岁孩子。用这种方法面对冲突，你就不会轻易卷入其中。

请记住，你永远都有另一种看待周遭事件的眼光，即使你的情绪被它们卷入，也请对自己宽容一点。

感到压力时，请想一想：
还有另一种看待世间的眼光，
我可以选择平安而非目前这个看法。

“受害者”与“受害者心态”

或许你是某些人或某种环境的受害者，但是，你无须抱着受害者的心态过每一天，甚至就这样过一辈子。

最近，我在电视上看到一段访问，受访者是一个被判无期徒刑的犯人，他已服刑了15年，在第15个年头，他的案件获得重审，最后获判无罪释放。他如今在波士顿担任街头社工。当记者问他还会不会为了自己冤枉地坐了15年的牢而心痛，他说他没时间痛苦，又接着说：“人生如此短暂，不能把生命浪费在痛苦上。”他懂得着眼于当下，积极过好眼前的生活，这就是最佳典范，纵然他一度蒙冤受害，却选择不用“受害者心态”度过一生。想想看，如果他选择了受害者心态，必然会让他每日的生活都充满痛苦、愤怒和不幸，而他选择了以不同的方式展现生命。

当然，他曾经非常愤怒，也曾为了出狱而抗争。说实话，如果能够明智地疏导，悲愤绝对可以化成力量。面临不公，“努力改变、矫正错误，促进真正的公平正义，做你能做的事”确实可以给人力量。一旦你已经做了你愿意且能够做的事来改变外在的状况，剩下的，就是内在心灵的功课了。

在这一天，提醒自己：
我的处境对我所具有的意义，完全是我自己赋予的。

理查德的分享

今天是非常平安的一天。有好几次我差一点被激怒了，但因为我的觉察力已经比以前更强，所以，那些刺激还不至于令我生气。我发现，让自己内心平静比恼羞成怒容易得多，愤怒太耗神了，现在，我明白自己可以拥有更多平静的时刻。

9 | 放松：腾出空间，迎接新的可能

毫无疑问地，不论身份地位如何，人人都必须面临生活上各式各样的压力；压力无所不在，这就是生活的本质，没有一个人可以逃避。监狱生活自有其特有的压力模式，你总是得跟那些你根本不想在一起的人摩肩接踵比邻而居；至于即将出狱的人，所面临的最大压力则是不知道自己能不能成功地融入社会，过着远离毒品、诚实无害、经济独立的生活。

压力会影响认知，使我们感受到超乎实际情况的困顿和窘迫。一感到有压力，不论身体、情绪或心理都会紧绷起来，好像受到抑制一般。身体方面，会紧张不适，呼吸急促，肌肉紧缩，甚至出现多处的疼痛。情绪方面，容易感到排山倒海的紧张焦虑与愤怒不平。至于心理层面的影响，就算明知道过往习惯性的问题解决办法行不通，却依旧绕着自己熟悉的方式团团转，一再沉溺在高压下的思维模式无法跳脱。心智的运转好似一张布满刮痕的唱片，反复播放着叨念了千百遍的方法，而且根本不清楚这方法是否管用。倘若我们能试着在冥想中释放这类的惯性模式，进入深度的放松，就好像移开唱片上的唱针，我们才有机会听见更睿智的新曲调，引导我们找到真正解决问题的办法，身心也才可能健康平安。

人生常在我们意想不到的时候挑战我们，没有人能保证自己不会反应失控，但只要我们肯学习放松，就懂得如何放下，释放身体的紧张，放掉对自己有害无益的念头、感觉和冲动。学会放松真的会为你开辟一个创新的空间，让自己更富弹性，接受更多新的可能，更加平安自在，而开启了一条充满生机的全新道路。身体放松了，心里自在了，即便你仍待在同一间牢房里，原先那种受限或被困的感觉自然减轻不少。

倘若你平常便养成了练习放松的习惯，你可以更从容地迎接这辈子层出不穷的变化球。一旦面对突如其来的挑战，你也能轻松过关，不再老是被压力击垮，转而能够冷静发挥你的智慧。

在探讨“如何”放松之前，我们先花几分钟时间填写一份问卷。每个人承受压力所呈现的征兆各不相同，如果你长年生活在压力下，很可能因为早已习惯那些症状，你已经浑然不觉了。现在，请静下心来，仔细勾选下列你最常发生的症状。

暂停与思考

身体方面

□呼吸困难　□头痛　□疲劳　□失眠

□体重变化　□肌肉紧绷　□心悸

□磨牙　□不自觉地用指头连连敲击桌面，或用脚尖点击地面

□烟瘾大增

□大量服用药物、酒精，或对某些事物上瘾

□坐立难安　□溃疡　□其他消化系统出问题

□经常感冒

情绪方面

□焦虑　□沮丧　□容易灰心气馁

□经常感到挫折　□情绪波动　□脾气暴躁

□做噩梦　□萎靡不振　□容易烦恼

□大半时间都在生气

心理方面

□态度消极负面　□经常抱怨

□迷惘　□无聊　□魂不守舍

□负向自我对话（自己扯自己后腿）　□健忘

□与人合作的意愿低落

心灵方面

□空虚感 □认为生命毫无意义 □玩世不恭

□缺乏宽恕、包容 □渴望神迹发生

关系方面

□疏离 □不信任人 □利用他人

□不想交朋友 □心胸狭窄 □充满敌意和愤怒

我将在本章和下一章连续为大家介绍两种减压的技巧：放松与冥想（往内观照）。“减轻压力”不过是这些技巧所能收到的一小部分效益而已，除了减压之外，它们还能促进身心灵的健康和幸福，是很管用也很有力量的工具。

放松

放松有助于纾解肌肉的紧张，让全身机能达到更大的平衡。练习放松就像打开散热器的活塞，让热气全部释放出来。你是否曾经猛烈地炮轰过别人？你曾经压力大到除了爆发以外别无其他选择吗？如同我们教导的其他方法，练习放松能帮助你纾解压力，在你“点燃引信”之前，就为你浇熄怒火。另外，还有许多人主张，透过运动也能获得类似效果，针对这点，本书虽然着墨不多，但我极力建议大家养成规律运动的习惯。

懂得放松，可以帮助你敞开自己，找到崭新的“解压”的方法。不过，就如本书的其他内容一样，你必须亲自去做，才能发挥效用。还有一点很重要，每天练习一点点，细水长流，效果方持久。

“放松”这一个词，容易让人联想到一些画面，在海边度假垂钓，三五好友小酌一番，或者来根香烟或大麻，享受吞云吐雾之乐。虽然每个人最理想的放松时间、地点和方式各不相同，但大多数人对于自己在某种状态下究竟是放松还是紧绷的，却十分清楚，这些概念多半源自于过去的经验，比如在什么地方、做什么事，或者有什么样的感受时最能放松。就好比我们在家能放松，在监狱里却不行；阅读时能放松，工作时却很难；喝醉时能放松，平常就办不到。

当然，我们不可能现在就离开监狱，前往海滩度假。也不可能上班时抛下工作拿起好书来读。况且，说真的，用嗑药或喝得烂醉来让自己飘飘欲仙，那只是麻木，绝非真正的放松。

开始尝试时，会感到似乎不可能在监狱里放松。要你在监狱里进入深度放松，你也许会感到备受威胁，甚至不由自主地担心，倘若放松之际遭受攻击，不就毫无防御之力了？不过，既然你在狱中能安心入睡，为什么不能在此安心练习放松？当然，你也可以选择让自己感到宽心的时间和地点进行练习。

经过充分的练习，你就能随时随地自我放松，在当下这一刻释放担忧和焦虑，回归更凝定、更有活力的状态。想一想，空手道黑带高手或其他武术专家，他们的力道并不是出自恐惧或大块的肌肉，而是源自熟练的技巧与凝神专注的能力。

开始学习放松时，需要一些具体可循的技巧，但放松的最终目的并不在于技巧熟练，而是练就一种处世心态，让你能够临危不乱，始终保持某种程度的清明。放松，绝不会让你变得懒洋洋的，反之，你会感到更加清明觉醒，充满活力，更欣赏自己，也能更自在地与外界和平相处。

放松的技巧

呼吸法

感受到压力时，我们的呼吸就会变得急促、短浅。现在，请留意你呼吸的方式，然后有意识地改变，任何人都能学会，这是最简单却也是最重要的减压技巧。只要深长均匀地呼吸，减缓节奏，紧绷的肌肉便会渐渐放松，烦躁的感觉也能随之逐渐平静。

以下是一些简单的呼吸练习。接下来的一周，试着每天花一些时间实际去做。练习时，通常思绪会自然地从这个念头飘到另一个念头。发现念头飘浮不定时，请别批评自己，只需轻柔地放下，让它回到原点就好；同时也不要评断自己放松了多少，只需温柔地鼓励自己，感谢自己已经尽力。

一天当中，要时时刻刻提醒自己深深地呼——吸——记得全然而深沉地吸气和吐气。通常，呼吸越深沉就越能够放松。

第一遍，吸气时，心里由“1”缓缓默数到“4”，吐气时，同样由“1”默数到“4”。第二遍，用相同的节奏，吸一口气，默数着“1”到“4”，吐气时，则由“1”数到“8”。再一次吸气，由“1”数到“4”，吐气时，由“1”数到“8”。第三遍，吸一口气，心里由“1”默数到“4”，吐气则由“1”默数到“12”。再一次吸气，由“1”默数到“4”，吐气时由“1”默数到“15”。

接着停止默数，好好享受一呼一吸的充实和圆满。

深度腹式呼吸：全神贯注，有意识地呼吸。

深深吸一口气，空气由鼻腔经胸部进入腹部，尽量扩张腹部肌肉，让腹部凸起。吐气时，慢慢收缩腹部肌肉，腹部逐渐凹下，体内废气由腹部经胸部，最后从嘴巴轻轻吐出，就像叹一口气。轻轻吐气，脸部肌肉、肩膀和身体其他部位也会跟着放松下来。请重复做几次。

自我暗示呼吸法

随着每一次的呼吸，用一个字或一句话，反复提醒自己放松再放松，释放紧张的情绪。

吸气时，在心里对自己说“我现在……”；吐气时，说“……已经放轻松”，配合呼吸的节奏反复默念这些话，可以使你的呼吸更深更慢。尝试练习这个步骤连续三四分钟。若发现自己心思飘来飘去，请试着轻柔地集中意念，回到“自我暗示”练习。

以下举两个自我暗示的例子供大家参考:

1. 每一次吸气时，告诉自己“我吸进了平静而舒服的能量”；吐气时，告诉自己“我已经释放了紧张和忧虑”。

2. 吸气时，对自己说“我允许自己……”；吐气时，对自己说“……现在放轻松”。

全身扫描式呼吸法

用意念扫描全身，并留意身体各个部位的感觉。吸气时，想象疲劳、痛苦或紧张的部位吸进了清新、舒缓、疗愈的能量；吐气时，想象疲倦、疼痛、僵硬和紧绷都已经随着每一口吐出的气息，整个儿往外排出。

从脚趾开始，由下往上慢慢地扫描全身，直到头部。每次吸气时，都吸进舒缓而宁静的能量，吐气时，则吐出一切的紧张、压力。一个部位完成了，再移到下一个部位。先从脚开始，集中所有的注意力在脚上。想象你吸进舒缓平静的能量，仿佛置身于美丽而宁静的山林，吸着它的清新气息。而后，轻轻吐气，感觉脚趾渐渐放松，肌肉也舒展了。

接着，以同样的方式逐一扫描脚踝、小腿、膝盖、大腿、整个下半身，再到腹部、下背部，沿着脊椎、胸部、上背部、肩膀，然后手臂、手腕、手指，颈部、下巴、前额，一直到头皮为止。

让意念流遍全身，深深地吸进平安的能量，流入身上的每一个细胞，并安住其中。

正向观想法

"心灵影像"会直接而且深刻地影响身体和情绪。你是否有过类似经验，从噩梦惊醒的一刹那，不仅心跳加快、肌肉紧绷，甚至还吓出一身冷汗，全身颤抖不止？但事实上你那时一直好端端地躺在床上，连枕头都没离开过。这个例子充分说明了"心灵影像"对我们的影响。我们的神经系统无法分辨"实际上发生的事件"和"想象中发生的事件"，同样地，如果你在脑海里幻想某个放松、平安的画面，你的神经系统会以为你此刻正舒舒服服躺在加勒比海的沙滩上，或在怡人的公园里散步。练习观想，感到轻松自信，就是把健康、成功和美好的信号输入神经系统。

平安的思想：深沉而放松地呼吸几次，尽可能运用视觉、听觉、嗅觉等各种感官，想象自己正在一个可以完全放松的最佳环境里。这是你能送给自己的礼物——在观想中，来个迷你假期。

迎接一天的思想：深沉而放松地呼吸几次，尽可能运用各种感官，想象自己平静、清明而自信地度过一天。想象自己面对压力时，依然可以保持这种状态。

神圣时刻

神圣时刻，又称圆满时刻，是非常有效的放松练习，由写了《从内疚学会爱的功课》和《受苦的正面意义》的波利森科博士［译注］所提倡。所谓的“神圣时刻”，是指我们感觉生命圆满具足的那一瞬间。那一瞬间，我们释放了“除非拥有这个东西，除非能到那个地方，否则我不会快乐”的想法。神圣时刻不需要任何条件，它仅仅是感受到平安和圆满的当下那个片刻。

练习结束前，有一个落实和安顿的技巧。倘若你无法做完整套练习，却又希望尽快深入内在的平安，只需简单地合拢手指，你的身体便能立即回想起这个记忆，重返宁静。研究已经证实，这个技巧确实能帮助神经系统记住放松或圆满时的那种状态。

现在，花5分钟作这个练习。念完每一小段，停留一分钟，再继续下

译注 琼恩·波利森科博士（Dr. Joan Borysenko） 是研究压力管理与身心医学的世界知名专家。她的著作丰富，《关照身体，修复心灵》（*Minding the Body, Mending the Mind*）一书曾长居《纽约时报》畅销排行榜；《受苦的正面意义》（*Fire in the Soul*）已有中译本，著作另有*Guilt Is the Teacher, Love Is the Lesson*（暂译《从内疚学会爱的功课》）。

一小段。共有5个步骤。

回想生命里一段宁静的时光，那个片刻你既不挂虑过去，也不担忧未来，任凭时光悄悄溜走，你全然安住在当下，向那圆满时刻敞开，那时的你也许是在大自然中，或正享受着日落或日出美景。（如果你找不到这类记忆，也请想象一下。）

那一片刻，你感觉如何?

那一片刻，你身上哪个部分体验到平安和圆满?

慢慢深呼吸，让自己完全沉浸于那一刻的体验里。

最后，从拇指开始，轻轻合拢五指，静静地安住在这个体验里。如果你是右撇子，就用右手练习；是左撇子，就用左手练习。

一日将尽之际，记得轻轻合拢你的手指，让自己回到这神圣时刻。深深地呼吸，享受此刻的平安与圆满。

汤姆的体验

今天发生了一件事，换作以前，我一定会发火。事情的经过是这样的，那时我看到几个家伙正在院子里玩垒球，我顺手抓起一只手套加入他们。大伙儿来回投球，享受着玩球的快乐时光。这么久以来，这是我第一次感到如此放松，毕竟监狱是个让人难以放松的地方。

不过，当有颗球暴投过来时，美好时光就此结束。那颗球从我头上约莫五尺处飞越而过，虽然我试着接住它，可当然接不到。最后，那颗球落在一群警官面前，当时没有任何人受伤，我心想应该没事，便满脸微笑上前捡球。但早我一步捡起球的警官认为我不应该笑，他对我说："你觉得这很好笑吗？"我说："我并没有这个意思。"可是他不罢休，叫我把手套收好，跟着他走。这下换我生气了，我根本不想把手套收起来。然而，在一刹那，我想起第二堂课时我跟自己说过的话："汤姆，这个礼拜的你已经不再是上个礼拜的你了。"念头才一闪，我发觉自己的食指已经靠拢在拇指上了，我抓着这个感觉，调整我的呼吸，开始将整件事和那名警官带给我的负面能量，全部顺着呼气释放出去，在吸气时，回想心灵神圣之境的念头，吸进正面的能量。待我平静后，我想了想那名警官的怒气从何而来，又为何会把怒气发在我头上。我发现是安全感在作祟，也就是那群警官感到遭受威胁。虽然我不认同那名警官处理此事的方式，不过我确实理解了他生气的原因。当我想通这一切后，我对自己的表现，以及后续整个状态感到非常开心。这件事给予我实验此方法的机会，我发现，它的效果比我想象的要好很多。

就某种程度来说，本章并没有教你什么花哨出奇的新技巧，你原本已经在呼吸了，只消两分钟不呼吸就会没命。你根本无须提醒自己"记得呼吸”，无论记不记得，呼吸已是你的生存本能。所以，你需要记住的并不是“呼吸”这件事，而是“保持深呼吸”。它能让充足的氧气滋养大脑，使它更加敏锐，还能放松身体，释放压抑的紧张和焦虑。

如同我们时刻都在呼吸，我们也时刻不停地“自我暗示”——我办不到、我不够好、我在这里无法放轻松等。其实，很多时候，看似难解的事只需我们作一个决定——到底要就此走入死胡同？还是敞开心灵迎接新的可能?

同样，我们也时刻不停地“观想”。在和某人见面前，我们脑海中早已预演了无数遍和此人碰面的情景。现在，我们可以用全新的方式，充分运用想象力，观想自己面临压力时不仅仍旧能自我放松，还能积极且充满智慧的响应。请记住，我们如何看待世界，世界就会依照我们的想法演出。

在人们心目中，离开“神圣之境”最远的，莫过于监狱了。其实，只要能让你释放紧张、迎接圆满和平安之地，就可称之为圣地。在那神圣的片刻中，是没有疆界的，哪怕是短短的一刹那，我们就能摆脱自己紧张而封闭的心，而与真我无穷无尽的平安连上线了。

时刻记得深深地……呼吸，
时刻记住这句话：
我的内在具备不受搅扰的平安。

10 | 往内观照：看清事物的真相

“冥想”这一个词，很容易让人联想到一个盘坐山顶，头上缠着头巾的大胡子。这个技术虽然非常古老，但因为能有效纾压、增长内心平静，一直都是现代减压课程的取经对象。无论是在监狱、企业组织，还是医疗机构带领课程，我都会花相当多的时间和精神指导学员练习。这股热忱不仅源自于观照冥想确实为我的生命带来正面的影响，更因为我一再看见，只要愿意，任何人都能从中获得莫大的帮助。

威尔马的分享

透过冥想向内观照，我比较了解自己。能持续冥想的那些时日，我感到更平安。我发现，静坐冥想后，我会很舒服，心思也清晰了起来，能以更安然的态度面对一天的生活。冥想就像一个开关，让我在过去和当下之间自在切换，轻松自如地度过每一分秒。

迈克的分享

过去，我从未想过有一天我会静坐冥想，可是，现在我打算持续而且规律地练习下去。我觉得自己比以前平静，也比以往更懂得处理压力的问题。前几个礼拜我因故暂停静坐，等到重新开始时，我仿佛和一个多年不见的好友重逢，真是欣喜不已。

帕特的分享

我比以前放松多了，现在我已经可以和自己的痛苦、恐惧和焦虑共处，直到它们全都消逝。冥想减轻我的头疼，也降低了每逢佳节倍思亲的痛苦。

狄克的分享

我发觉冥想是个向内观照绝佳的工具，它把你带到一个地方，让你在那儿诚实地看着自己，厘清心底埋藏许久的问题。冥想给了我聆听自己心声的机会。它像个罗盘，给我指引方向。

观照冥想

倘若有人说到跳舞，我们能想到的是放着音乐，跟着节奏随意摆动身体，你不会知道他们讲的是摇摆舞、嘻哈、芭蕾、骚莎、华尔兹，还是其他各式各样的舞蹈。同样地，如果有人告诉你他们会冥想，他的意思至少是把心静下来，集中注意力。但如何进行呢？很可能是定住某个念头，也可能是眼睛盯着某个图像，或心里复诵一个音符或一个字，也说不定仅仅只是把注意力放在呼吸而已。总之，冥想的方式确实有很多，而无论哪一种，重点都在于集中注意力和觉察力。

本章所教导的冥想，有人称为“观照的冥想”［译注］，美国很多医疗场所根据冥想原则而设计出种种减压的课程，因为冥想确实对患者的生理健康帮助颇大。现在，大家也都承认，它除了身体的疗效以外，也能改善心理和心灵层面的问题。冥想与宗教信仰虽然无关，但如果你有宗教信仰的话，冥想必会加深你与信仰之神的联结。

多年来，我学过的冥想方法不知凡几，终究我还是回到自己最偏

译注 观照的冥想Awareness Meditation（insight or mindfulness meditation） 源于印度，各家技巧不同，20世纪70年代开始流行于美国，已逐渐脱离佛教传统的内观形式，与现代心理学融合之后，广泛应用在自我成长、心理咨询或心灵治疗的领域。

好的观照冥想。每一种冥想方式都有它的价值，到底孰优孰劣，无可评断。我之所以介绍这种观照冥想，只因我感到它最为实用，能增进内心的平衡、觉知，开启洞察真相的智慧，让人获得真正的自由。

觉知的生活

回想你一整天的生活，它有可能起始于一个“该起床了”的念头，紧接着是其他一连串的想法：我的裤子在哪儿？现在几点了？我饿了。我要尿尿。我昨天忘了寄那封信，今天一定得把它寄出去。啊！我的背好痛。又是待在牢里的另一天，毫无指望。今天会收到信吗？我爱她。希望他们把那家伙送走。今天才星期二？不知道今天有没有人来看我。我一定要记得把那张表格寄出去……各种意念和感觉，几乎一个接着一个，川流不息地穿梭在脑海里，完全霸占了我们的注意力，直到上床睡着方休。

我们往往以为当下最强烈的那个念头或感受就等于我们自己，但那一念只是我们的一小部分，并非全部。有能力向内观照的“真我”，懂得退一步去观察念头、情绪和感觉的变化起伏，而只要保持这份觉知，你可以拥有种种想法，却不受任何念头控制；你可以有情绪，但不会被这些情绪淹没；你会有强烈的感受，却不至于任它百般折腾。然而，如果你认同了那些想法和感觉，认为它们就是全部的你，你一定会感到压力无穷。要知道，你的“觉照”仿若晴空一般无所不在，但你却执意一头栽进云雾里，看不见世界依然天青日朗，甚至忘了它始终在那里。

练习冥想之初，我们有时会观照到自己东飞西窜的想法和情绪，误以为自己的心思反而比以往更嘈杂，更容易激动，其实这是我们变得较为沉静的前兆，因为我们已经觉察到，长久以来，自己的念头和情绪有多么嘈杂，多么需索无度。

观照冥想可以培养退一步省思以及让心灵恢复平静的能力。你不但是自己生命经验的参与者，也是观察者。往内观照时，你放慢了脚步，给自己足够的时间，仔细端详心念上演的戏码。多半时候，我们的内心有一部分始终忙着思考、计划、批判、回忆、幻想和犹豫不决，现在，你开始认出它来，拨开它掩人耳目的纱幔，看见内心清明而宁静悠远的另一部分，你明白，那就是觉照本身。

往内观照，能带你穿越杂乱的念头和不安的情绪，找到平静的核心。一旦达到如此沉静的状态，不论处身在幽闭的房舍，还是骚动不堪的环境，你都能找到内在平衡与稳定的力量。

我认识一些原本经常被惩戒或关禁闭的狱友，他们开始练习冥想后，反而打破了不断惹事然后受罚的恶性循环。这些人都没有刻意要求自己不再打架、不再惹是生非，他们只是变得更有觉知，故在面对相同的状况时，已经懂得无须再去复制以往的反应模式。

当你开始练习观照冥想，不再随念头流转而匆忙上阵，你会更知道自己如何应对进退，何时该有作为，何时又该静默以对。你不再只是一个身不由己任由情绪摆布的演员，还能宽容体谅地欣赏自己演出的这场人生大戏，就连剧情的走向，你也早已胸有成竹。

练习观照冥想的心态

冥想教师卡巴金在《多舛的生命之旅》［译注］一书当中，归纳了三种练习冥想的心态，非常值得参考。

第一种，完全不抱希望：认定观照冥想没有任何效用。可想而知的，抱持这种心态冥想，无论有多少练习的经验都只会证明，一如你所料想，真正一点也不管用。

第二种，过度期待：以为观照冥想能在一夕之间改变生活。这种不切实际的过度期望，会使你很快就对冥想心灰意冷，三两下就打退堂鼓。

第三种，心态开放但抱存几分怀疑：可以说，这是最佳的态度，因为不确定结果是否有用，反倒充满了无限的可能。对那些从未有过观照冥想经验的人，带着几分怀疑，原本就是合理的，可贵的是，开放的态

译注　乔·卡巴金（Jon Kabat-Zinn）　禅修指导师、作家，以本章所介绍的观照冥想理念设计“正念减压”课程，协助病人处理压力、疼痛和疾病，获得多方肯定；著有多本畅销书籍，包括《多舛的生命之旅》（*Full Catastrophe Living*）、《当下，繁花盛开》（*Wherever You Go, There You Are: Mindfulness Meditation in Everyday Life*）。

度会让人愿意尝试，并且愿意接纳所有可能带来的结果。

汽车大王亨利·福特曾经说过：“那些相信自己办得到，和相信自己办不到的人，两者都没有错。”这句话说得饶富深意，如果你认为自己没办法冥想，你就会为自己证实这一点；相反地，假设你相信自己办得到，你一定也会为自己带来实证。换句话说，那真的仅仅是“意愿”的问题。

练习

观照冥想的方法

1．调整一个舒服的坐姿，将背脊挺直，但不要过于僵硬，身体保持平衡舒适，双手轻松地放在大腿或膝盖上。如果闭上双眼能让你更舒服，就请轻轻闭上双眼，但如果你觉得闭上眼睛让你感到不自在，就在眼前找一个目标，轻松地把视线集中在这一点上头。

2．专注于呼吸，开始时，可以将注意力集中在腹部的起伏，单纯去感觉呼吸。吸气和吐气时，都要仔细觉察身体感觉的变化。不要控制呼吸，只需自然地呼吸即可。你的呼吸有时深长，有时浅短，你唯一的“功课”就是专注在呼吸上，让自己充分感受一呼一吸之间的感觉变化。

3．你的心思会不自觉地分散。一旦你意识到自己的注意力从呼吸移开而旁生念头时，只需知道它在想什么。然后，轻轻地放掉那些念头，放掉所有对过去和未来的想法，把意识再次集中在呼吸就好。

4．注意腹部的起伏一阵子后，就可以把意识的范围从呼吸扩大到身体其他部位，现在，请觉察一呼一吸间身体所感受的变化。

5. 每天持续这个练习。一天至少做一次，每次大约15至20分钟，可以的话，最好固定练习的时间。

6. 冥想约一星期后，可以试着扩展所观照的对象与深度。如果你发现自己的注意力分散了，就如同往常，仅仅去注意心思的飘散，再轻柔地释放那个念头，接着把注意力带回呼吸就好。现在，你可以更进一步在心里记下那一瞬间你在想什么，为它取个名字，你可以将它们大致分为思考、情绪、感受以及听闻等4大类。或者，你也可以更具体地细加标示，例如愤怒、恐惧、批评、规划、悲伤、快乐、欲望、烦躁、声音等等。不必分析你的想法和感受，也无须排斥或紧抓着它们不放，让愤怒只是愤怒、恐惧只是恐惧，不带任何批判，看着它们就好。接着，再次把意识带回呼吸上头。

随时随地地观照冥想

除了在固定的时间练习正式的冥想外，一天当中，你也可以在散步、举重、吃饭、运动、仰望天空、服劳役、任何时候，随时作非正式的练习。

做这类非正式的练习，必须不时去觉察自己的呼吸，每一回练习只需观察数次呼吸，并刻意将全副精神放在当下，对一切正在进行的事物保持觉察，注意在那片刻当中你所生起的念头和感受。只要意识到它们就好，无须任何评论。

观照冥想的常见问答

以下是我在监狱授课时，狱友所提出有关观照冥想的问题与我的答复，应当也是大多数人想要知道的。

观照冥想时，可以躺着吗？

答：在“正式”的观照冥想当中，是可以躺下来的，不过，我还是建议大家采取坐姿，安稳地坐下，保持背脊挺直，让自己放松，以便进入冥想。无论你的双脚是踩在地面或盘坐在垫子上，坐姿比卧姿更能保持神志清醒，而这正是我们练习冥想所要培养的，如果采取卧姿，心思自然容易涣散，或在不知不觉中睡着了。

我很努力练习，不过就是很难集中精神。

答：保持长时间的专注力的确不容易，因为当你开始练习之后，很快地，你会发现心思竟然也有它自己的意志，不会轻易就范。俗话说得好：“你不能阻挡自己的心思飘荡，如同你无法阻止自己变老。”心思飘荡不过是观照过程的一部分，我们专注的焦点会一次次从呼吸跑掉，这是很自然的事。在心思飘离的片刻，你可能开始怀疑、评估，甚至批判，但无论如何，每当发现自己的心思飘移时，不要批判，只要回到呼吸即可。

要是你发现自己心思飘走了（也许是一秒钟，或过好几分钟才突然意识到），只要告诉自己："不要紧，回来就好。"因为那仅仅是心思的飘移罢了。把注意力轻松地带回呼吸，回到当下这一刻。如同基汀神父在其著作《意解心开》［译注］中所表示的："不要抗拒任何想法和念头，无须执着，也不用大惊小怪。无论是什么影像，什么感觉、省思或体验让你分了心，记得把自己带回来。"是的，你只要记得回到一呼一吸的律动上头。

与其尝试连续5分钟保持专注，不如只专注下一次的吐纳，看看自己是不是能从吸气开始到吸气结束都保持意识的专注，然后，从吐气开始到吐气结束也是一样。接着，继续觉察下一口气的吸入，感受气在上扬，觉察气在消退。意识到心思涣散时，请温柔而果决地将注意力带回呼吸。要知道，就算我们的心思在练习的这一小时内分散了千百次，观照冥想依旧能为你带来极大的帮助。因为当你冥想时，心思会变得更镇静、更平衡，也更稳定。

请记住，为冥想的表现打分数并不是你的"功课"。

译注 托马斯·基汀神父（Father Thomas Keating）是美国麻省的史宾塞修院院长，响应教宗保罗六世的呼吁，为现代人推介一个适合现代社会生活节奏的祈祷方法，本书第14章的"归心祈祷"即是他将"默观祈祷"的教会灵修传统，重新介绍给现代人的冥想方式。本章引言出自他的著作*Open Mind, Open Heart*（暂译《意解心开》）。

练习观照冥想时，有时觉得很平静，有时又感到十分烦躁。这种情形正常吗？

答：练习观照冥想虽然很简单，但其实并不容易。从开始练习到十分熟练，这期间，你可能发现自己已经有很多不同的体验。有时你感到安宁、平静，有时又觉得不安、躁动。你的心思时而安详凝定，时而万念纷飞。有时你发现自己很容易专注在呼吸上头，有时你连多专注一秒都办不到。不论你在练习冥想时有什么体验，那全都是正常的，再说，很可能隔天的状况又大不相同了。

请安心，照着我的提示，全心投入练习，就是正确的冥想。

我试着放掉念头，却时常发现，似乎才不过一秒钟就又陷入那些念头里。

答：有些念头或感觉由于过度强烈，并不会因为我们把注意力带回呼吸就自动消失。这种时候，你可以把“放掉”想成是“接受现实，顺其自然”，让你的念头和感觉留在原地，而把主要的注意力放在呼吸就好。

这种情形，可以用云的意象来比喻。在你陷入自己的念头或感觉而不能自拔之际，正如同把头埋进云堆，误以为云就是整片的天空。一旦你发现自己迷失在这种躁动（或其他感受）之中，你可以主动把头伸出云外，那片云朵不见得会消失，烦躁不安的感受也可能依旧存在，但对你而言，它现在只是天空中的一朵云，而不是整片天空；它是你经验的一部分，而不是整体，就像任何情绪一样，终究只是过眼烟云罢了。

观照冥想时，你进入自己更深的内在、更广阔的部分，这才是真正的你，只因过去执着于种种妄想念头，几乎难以窥见入门之处。

生气或沮丧时，实在很难静坐观心，而且根本无法和自己共处，我宁可起身离开。

答：和负面情绪共处的确很难，我们会感觉好像快被吞没了，整个世界似乎只剩下这些感受，而且永远不会消失。过去，我们必须借着嗑药、酗酒或麻痹自己来逃避这些情绪，可想而知，现在要我们坐下来和这些情绪共处是件多么吃力的事，那需要十足的勇气。你可以由衷地感谢自己愿意和这些情绪同在！

至于这些情绪该当如何处理呢？冥想教师康菲尔德［译注］简单而明确地表示："倘若你心中生起强烈的情绪，通常会有以下三种结果：它们会消失；它们一直维持不变；它们变得更糟。你的任务不是控制它们，而是要找到一种平衡而开放的方式与它们同在。"

观照冥想会使得心胸更开阔，而宽阔的心胸能协助你深度疗愈生命的伤痛。想象一下，如果你把一大匙盐加进一杯水中，因为容量的关系，它的咸度之重，让你根本无法下咽。不过，如果你把这匙盐加到像

译注 杰克·康菲尔德（Jack Kornfield）大学期间主修亚洲研究，1967年毕业后，立刻前往泰国、缅甸和印度接受佛教僧侣的训练，自1974年开始在世界各地教导禅修，是将南传佛教修行引进西方的重要人物之一，著有《踏上心灵幽径》（*A Path with Heart: A Guide through the Perils and Promises of Spiritual Life*）等书。

浴缸般大的池子里，或是加到一湖水里，再舀一杯水尝尝味道，结果一定大不相同。

冥想教师萨尔兹堡［译注］写道："观照冥想并不是要我们舍弃生命的本来滋味，它是在创造心灵的空间，让我们得以在那空间里笃定安详地体验我们的生命。"所以，冥想并非逃避感受，而是我们允许自己在呈现真实情感的当下，也能安顿其中。在那个片刻，不只是内心更为平静祥和，面对愤怒、悲伤、疑惑、欲望和焦虑等种种情绪的来来去去，我们已能从容观看，不会在情绪浮现时转过头去，甚至逃之夭夭。在我们从容观照的同时，一股大无畏的力量会从内里油然而生。

深入练习之后，我们渐渐懂得分辨自己的念头和感受，以及心灵对它们的反应，我们开启了一个关键性的认知："觉察到情绪"不等于"被情绪吞没"。过去，当情绪吞噬了我们，一波又一波的情绪随之接踵而来，使我们不断生起更多烦恼、愤怒和自怜。一旦我们认同了其中某个情绪，瞬间便会迷失在自己想象的人生戏码之中。练习观照冥想，让我们看清"念头的生起"与"观照心灵的反应"是两回事。当我们培养出足够宽广的心灵，愿意对自己忠实而安住其中，就不会再受制于负

译注　沙伦·萨尔兹堡（Sharon Salzburg）　美国知名的禅修导师，是将亚洲冥想带入西方世界的先锋，曾在印度、缅甸、尼泊尔、不丹、中国西藏等国家和地区学习禅修，和康菲尔德同为美国内观禅修中心（Insight Meditation Society）和麻州佛法研究中心的创始人和指导老师之一，著有《不要绑架自己》（*Faith Trusting Your Own Deepest Experience*）等书。

面的思想和情绪，自此，我们才算拥有真正的自由。

我们就此舒适地坐着，保持开放的心灵，不管生起什么念头都不加批判，只是坐看念头来去，不让它牵动自己的情绪。练习了一段时日后，我们必会经验到某种新的心境，先前的不安、焦躁或沮丧慢慢转变为深沉的平安。

华特的体验

当灯光熄灭，一切都安静下来，我开始在房里静坐。初时，我感到一股想要逃开的冲动，虽然强烈，不过我更渴望了解自己。我发现，冥想就是在对自己表达爱，我很享受这样的练习，因为它让我可以关心自己。它使我不再像过去那般，在毒品和酒精里追逐毫无意义的欲望。观照冥想可以让自己尽情地感受，这种感受方式实在太棒了。

我总是在开始观照冥想后不久就打盹，或是感到很疲惫。

答：这个问题最适合的处理方式，就和处理观照过程生起的种种念头一样，只要单纯地关注就好。昏昏欲睡时，身心有哪些感觉？你可以把它取名为“昏沉”，然后专注地觉察“昏沉”，这样就足够让你恢复清醒，继续静坐观照。当然，你也可以张大眼睛，甚至站起来，要不然，在脸上泼点冷水也很有帮助。

感到昏沉的原因大致有以下三个。其一，你真的累了，也许你一直都没睡好，此时你最需要的，真的就是好好睡上一觉。其二，是我们想逃避某些事，不愿忆起或不想体验某些恐惧和不愉快。身体明明不疲惫，偏又感觉昏昏沉沉，往往是一种抗拒。康菲尔德在《踏上心灵幽径》一书中提及，我们可以问问自己："现在发生什么事？我借着昏睡在逃避什么？"书中也提醒我们："许多时候，我们常在昏沉中发现重大的害怕或困难。寂寞、悲伤、空虚、某部分的生活失控，都是我们用睡觉来逃避的常见原因。体认这点后，整个修行就可以进入新的阶段。"

第三个原因则是，假如我们大半时间都很匆忙，一旦静了下来，那个"该睡觉了"的念头便会自动浮现上来。倘若你发觉你的昏沉属于这一类，那就坐挺一点，为这昏沉取个名字，将你全副的精神带回当下，回到呼吸上头，就如康菲尔德所说的，"在昏沉之下，埋藏了真正的平静和安宁的可能性"。

在嘈杂不堪的环境之中要如何进行观照冥想？

答：冥想时的噪音和其他问题一样，无须排斥、不用批评，也不要陷入其中，只需静静地留意就好。留意那声音本身，留意它穿过意识内静敞的空间。无须分辨那是"说话""敲打"或"音乐"，让声音就只是声音。观照冥想时，对于所发生的一切事物应当平等看待，有意识地觉察环境中来来去去的声音，不必评断哪个悦耳哪个不悦耳。

理查德的分享

起初我很怀疑观照冥想的效果，但我现在已经能把冥想当作觉知和观察的工具了。举例来说，我知道在种种嘈杂声响的环境下集中精神有多么困难，但冥想确实能帮助你达到这个效果，知道声音就只是声音。你听得见狱所发出的一切声响，同时仍能专注于觉察，认清它们就只是声音而已。这让我学到如何处理狱中所遭遇的各种问题，也让我学会用不同的眼光来看每个人，由批判变为理解，憎恶转成包容，态度变得愈来愈开放。

我一直在找借口逃避静坐，我知道静坐有许多好处，但要找时间静坐真的不容易。

答：我听过一个故事，有个中国人被单独监禁了10年，这个人过着长期与世隔绝的生活，他甚至不知道自己是否有获释的一天。不可思议的是，当他获释后，他的心智状态却异常健康。有人问他，被隔离了这么久，为何依旧能保持健康的心智和平稳的情绪，他把这一切都归功于每日的静坐观心。他说，静坐让他能实实在在地过每一天，时时刻刻活在当下，而不把心神耗费在对未来的忧虑上头。最令我印象深刻的是，他说他每天都会尽量找出时间观照自心。他是个被单独监禁的人，竟然还必须设法摆脱使他分心的事，才能找出时间静坐！而且，他没有电视。

事实上，无论我们是不是有用不完的时间去任凭挥霍，或者是忙得不可开交，时间总是不够用，反正我们就是抽不出空来观照自心。唯有积极腾出静坐时间，否则我们永远都有忙不完的事。

有些时候，你都准备要静坐了，才发现已经到了就寝时间，根本来不及进入冥想，这时也请对自己温柔一点，千万不要认为自己做错了事情，只要提醒自己，每一天我们都有机会重新作选择。事实上，如果一天结束时，你已经累得没办法静坐15分钟，没关系，你也可以只静坐短短的几分钟，在这几分钟好好陪伴真实的自己。如同一位狱友曾经提到的：“我们不会时刻想要向内观照，不过，重要的是要每天抽一点时间静坐。我发现，即使只跟真我共处片刻，也比完全没有好得多。”

每天固定时间静坐可以带来极大的帮助，它会成为你每日非做不可的事情。我自己喜欢晨间观照冥想，因为可以借之定下这一天的生活步调。一位狱友说：“我发现自己可以平稳地开启一天的生活。虽然问题依旧会出现，但我都能轻松面对。我觉得自己比以前放松多了，我知道这全是冥想带给我的。”另外，也有很多狱友发现，点名时间其实也是冥想的最佳时刻。

波利森科在《受苦的正面意义》一书中写道：“如果生命是条河流，透过观照自心，我们不再错看自己，以为河流上往复穿梭的船只（念头）就是我们真正的生命；认出过尽千帆皆不是，我们终于看见了生命的悠悠流水，不再虚实不分。”她还说：“一直以来，我最喜欢的冥想，就像全心全意品尝松软的巧克力蛋糕，感激与喜悦在入口之际弥漫开来。心无旁骛地活在当下，这就是冥想，我们挣脱了念头的束缚，融入生命之流。”

不能真正活在当下，我们会错过许多存在于每个片刻里成长与转化的可能。想象一下，如果我们真正每分每秒都活在当下，日落时，我们是不是可以看到更多色彩？运动时，是不是更能体会每个细胞的活力？

我们能有更多积极的选择，更懂得跟随内心深处的直觉，更了解自己和他人，也更能体验到平安的喜悦。

观照冥想并不是为了追寻特殊的新奇体验，而是体验当下的圆满具足，静观万物流转，细细领会周遭正在发生的一切。

一天当中，请想一想这句话：

我是我自己生命经验的参与者，同时也是观察者。

第四篇 The Fourth

11 找回尊严：正视罪行和愧疚

12 宽恕自我：疗愈的核心

13 宽恕他人：勇敢选择平安

14 心灵觉醒：找回更大的力量

15 活在当下：发掘上天的礼物

11 找回尊严：正视罪行和愧疚

瑞吉的告白

我可以理解，人们为什么想尽办法隐瞒过去？为什么要压抑自己？为什么不愿接纳过去？然而现在我更知道，仅仅隐瞒或压抑都是行不通的，那只会让痛苦、内疚、羞愧和悔恨一再伺机反击。大部分的人内心深处都知道自己亏欠了别人，尤其是亏欠我们所爱的人，然而，“知道”并不意味“承认”。以我个人来说，我再也不要逃避自己了。我心里很明白，我再也不是那个不顾他人死活、卑鄙无耻、毫不在意他人的人！

要如实面对罪咎、羞愧，以及犯罪行为加诸受害人的实质伤害，确实很难，也极其痛苦，问题是，我们若真想宽恕自己，获得疗愈，就不能不正视这些问题。换句话说，我们若不正视或处理这些问题，是不可能找回自己的尊严，也不可能宽恕自己的。

我知道，有许多狱友对过去的作为，以及自己造成他人的痛苦，深深感到愧疚和懊悔，终日受罪咎、自责和羞愧的煎熬，慢慢落入自卑甚至自伤自残的循环里，无法自拔。另一个极端现象则是：有些作恶多端的人，给他人造成极大的伤害，却丝毫感觉不到内疚与悔恨。也许真有这种不知愧疚是何物的人，不过，据我观察，他们之所以毫无愧疚之感，是因为没有诚实地面对自己的缘故。

说起来，监狱环境原本就十分封闭，很容易动摇诚实的决心。有位因谋杀而坐牢的狱友就说："处在这么残酷无情的环境中，实在很难生起忏悔之心。入狱将近三年，我还不曾为自己过去的所作所为感到抱歉和后悔，因为光是要想办法熬过刑期就够让我焦头烂额了，最多我也只能自求多福。即使内心有一部分愿意正视这个问题，但是在监狱这种鬼地方，又有谁能安心反省？"

很多人虽然会有愧疚感，却刻意不愿多想，而是借着毒品和酒精，逃避内心的不安和痛苦。一位狱友如此描述他的体验："直到我戒了毒，勇于回顾过去，才明白自己所造成的痛苦竟是那么深切。说真的，在我们还没有振作起来之前，是不可能有愧疚感的。过去，我被自己的痛苦所吞没，根本就无心面对自己，检讨自己。"此外，还有不少的人完全否认罪行，拒绝承担责任，他们耗费了无数的时间和精力，为自己的行为辩解，甚至转而发怒，责怪他人，把自己的罪咎投射在他人身上。

无论是犯下令人发指的重大恶行，或仅是轻度的伤害，除非我们能够诚实地面对自己的作为，否则，因着这些行径而产生的罪恶感将深藏在潜意识里，继续不断控制我们，让我们永远无法疗愈。终归一句话，要消除罪恶感，必须从说实话开始。过去，为了逃避面对真相的痛苦，莫说对别人，就是对自己也不愿坦白。然而，只要真切想要治愈，我们必须对自己生出真正的慈悲心，来陪伴我们穿越过去的黑暗经历，让我们承受得了诚实揭开记忆那一刻的无情痛楚。

罪咎

先澄清一下，我在本书所说的“罪咎”，并不是指法律范畴的罪，而是个人内心所体验的一种罪恶感。

人如果认为自己犯了错，或做了违反道德的事情，自然而然会产生罪恶感，这是一种健康的心理机制，反映了人类心中最高的道德标准。心生罪咎，是因为某些行为或念头，已经违反了人性“尊重、诚实与公正”的准则。一般说来，倘若一个人出生在健全的家庭，成长过程又充满了爱和尊重，3岁左右就会发展出适度的罪恶感。而后，我们对罪恶感的体验为自己设立了一套判断标准，比如行为和动机恰不恰当，是否充满爱心，是否麻木不仁，是否具备了道德操守，等等，简单地说，健康的罪恶感是人类良心的指标。

缺乏同情心：残酷恶行的种子

我先前提过，长期受到伤害、遭人排拒、被剥夺权益的孩子，会本能地麻痹自己的感觉，这是他们逃避痛苦的唯一自我保护机制。由于一再遭受凌虐和忽视，麻木成了他们的第二天性，即使童年那种朝不保夕的处境已经改善了，但麻木不仁的性情却已根深蒂固。人们的自我保护机制，先是麻痹自己的痛苦，到后来，对他人的痛苦也变得毫无知觉，对别人的苦难漠不关心，发展到更极端时，可能转为主动攻击的残酷行为。有些孩子为了承受那原本不堪负荷的痛苦，竟会潜意识地将“痛苦、屈辱和折磨”与“快感”连在一起，如此他们才可能生存下去，痛苦与快感之间的联结成了酝酿自虐狂和施虐狂的温床。

这种麻痹的心态，无疑成了人间种种暴行的万恶之源。

经过日积月累层层的包裹，在麻痹外衣的下面隐藏着不为人知的痛苦，这些人为了生存，不得不继续罔顾内心的伤痛。如果我这番话正是你过去生命的写照，如今，为了疗愈，请你务必温柔而仁慈地剥去那层层麻木与冷漠的外衣。如果每个人都能得到协助和支持，自愿卸下那些保护机制，我深信，人间种种的残酷、冷漠和邪恶，最终都会烟消云散的。

为何没有罪恶感?

有些人几乎没有多少道德准则的意识，也有些人不愿“想太多”，或说内心的愧疚感尚未“发育完全”。另一种毫无罪恶感的极端例证，是人格异常的反社会分子，他们可能犯下“丧尽天良”的罪行，却对这些残酷的暴行没有丝毫的歉疚或悔意。

形成这种极度缺乏良知的人格，原因虽然很多，终究说来，往往根源于童年时期遭受严重的漠视、凌虐、生理失衡或滥用药物。新闻里甚至有年仅五六岁的孩子，因为缺乏罪恶感而犯下人神共“愕”的罪行。这些“沦丧之子”最大的共同点，是在幼年成长的关键期，和父母或照顾者之间完全没有身体的接触或情感的联结。另外，如果母亲怀孕时酗酒，容易导致胎儿中枢神经系统损伤，造成胎儿酒精症候群，产生日后的学习障碍、沟通能力不良、判断力不足，以及行为容易冲动等症状，当中的后遗症往往还包括“丧失良知”。

扭曲的罪恶感

有的人童年遭遇还不至于那么严重，他们深锁罪恶感未必出自严重的创伤或虐待，而是负面的学习典范以及自卑感而导致自我麻痹的结果。“我毫无价值”的感受常让人自顾不暇，完全缺乏对他人的同情。同样，丧失罪恶感也有可能是“学”来的，源自于家庭、社会，甚至整个文化背景。泰隆就是一个典型的例子。

泰隆的告白

我从父母那里学到的是“人生本无公平可言，你非要面对这个事实不可”，这差不多就是我们的家传人生观了。“人生本无公平可言”，这是我从小就被灌输的生活信念，我依此待人处世，从来不去思考“公平”究竟为何物。我真的以为，人人不择手段，长期下来，最后的结果才会是公平的。老实说，我原本的确认为，我这一生，尤其是成年后所作的决定，无一不是对自己有好处而且全都符合我的最佳利益的事情。“公平对待，注定失败”，这就是我以前的生活信念。

泰隆从家庭中学到的观念，让他为自己的不择手段找到了合理化的借口。如今，他透过协助，得以回顾过往，试着觉察所学的一切，因此也渐渐明白，过去那些想法如何影响了他的选择。如今，他不再任由自己麻木不仁，愿意放下过去的信念，自然而然地，他也开始渴望表现得更有爱心，更有责任感。

所有的孩子都是从家庭开始学习分辨是非的，如果成年人示范的是不负责、不正直的榜样，孩子通过模仿而学到的，当然就是那一套。

暂停与思考

父母和其他影响你深远的长辈，让你学会了哪些尊重自己和他人的行为？

你从同侪和所属团体，学会哪些尊重自己和他人的行为？

如果你曾经目睹父亲殴打母亲，你可能误以为殴打妇女是合乎常情的行为；如果你父母曾经打你或其他兄弟姐妹，你也可能误以为揍打小孩这事没什么大不了；假如邻居用恐吓或暴力的手段“摆平”争议，除非还有其他人或家人教你采用另一种方式解决冲突，否则你可能误认为使用暴力是理所当然的；如果你已经学会用偏见和仇视的眼光看待他人，那么，当你伤害他人时大概也不会感到内疚。是的，毫无例外地，如果你早已习惯透过这类严重扭曲的眼光看待世界，你就会误认为用凌虐、伤害和暴力来响应外界，既合理也合情。

上述这些从他人身上学来的行为举止和人生态度，扭曲了我们看待世界的眼光，不仅阻碍了“健康的罪恶感”的发展，甚至有可能从此麻木不仁，凡事只考虑到自己。小我的本色，总是有办法在任何事情找理由责怪他人，或者是千方百计为自己辩护。于是，凌虐、暴力和种种罪行都有了振振有词的脱罪理由，比如“没那么严重”“那家伙活该”“就算我没这么做，别人也会做”“是他们把我逼到墙角，让我毫无选择余地”诸如此类的说辞，然而，实情并非如此。这些借口都不过是强词夺理，纯粹用来保护自己，借此逃避问题，不必面对真相。

鲍伯的告白

我这一生一直活在各种谎言和欺骗当中，现在，我不得不去面对这一切。过去我从不认为我的行为是错的、是不道德的，以至于今天落到这个地步。不过，自从我重新检讨自己后，我明白我应该对自己的行为负责，我也诚心接受这些责任。我知道，直到我完全面对这一切，疗愈才真正开始。

面对事实真相，有些时候真的比登天还难。当初所犯的罪行，也许是你从来不认为自己会去做的事。你或者会纳闷，“我怎么可能做出这样的事情”“我那时候在想什么”，或许你认为那只是自己一时情急、气昏了头或你早已醉得神志不清了……你总能找到一些借口的。但你心里明白，自己若头脑清楚，是不可能犯下这档蠢事的，你很难对自己的行为自圆其说。人若想解除内疚而重获自由，得先承认且接受内疚的存在；若是只想为自己脱罪，否认过错，不惜掩盖真相，也不愿承担自己应负的责任，是很难踏出人生的下一步的。

正如萨尔［译注］在《改变焦点：重新检视犯罪与司法》一书中所述："唯有宽恕和忏悔，才能拥有新的生命。犯罪者如果想要成为真正健全的人，就必须承认过错，担负责任，看清自己所造成的伤害。唯有如此，才能痛改前非，彻底扭转人生，朝新的方向出发。"

罪行与凌虐的影响

若要做到真正的诚实，就不能只选取片面的事实来看，而是要全面检视真相，让所有的事实都摊在阳光下。这么做，并不是在打击自己，而是让自己负起应尽责任的第一步。也唯有如此，我们才能汲取过去的教训，也才能走出否认和软弱的阴影，转为坚强，放下恐惧与无知，让情绪得到真正的自由，活得有尊严。

过去所犯的罪行里，如果有人受害，那么，好好面对犯罪行为在各个层面上所造成的影响，是获得治愈的必要条件。遭受凌虐和暴力攻击的被害人，精神上必然受到毁灭性的冲击，倘若是谋杀案件，则不仅受害者本身，其家人和亲朋好友也都遭到重大的打击。表面上看似对个人

译注 霍华德·萨尔（Howard Zehr）大力推动"修复式正义"，本章引自其著作 *Changing Lenses A New Focus on Crime and Justice*（暂译《改变焦点：重新检视犯罪与司法》）。

的伤害，实则整个社会可能都跟着一起受创。

大多数被害人在受害后，内心无不充满迷惘、无助、恐惧和脆弱，接踵而来的，则是愤怒、内疚、猜疑、忧郁、丧失人生意义、自我怀疑、遗憾终身等负面情绪。被害人一辈子挥之不去的疑惑是：为什么受害的是我？害我的人还会再来吗？我是哪里招惹了他们，他们要这样对待我？当时我要怎么做，才可以避免这事发生呢？可以说，耻辱和自责是每个被害人内心共同的痛楚，这些感觉往往长年盘踞他们心头，并且留下深远的后遗症，不仅影响受害者的情感生活，还会波及他们与子女、伙伴、家人和朋友的关系。除此之外，工作能力降低、失去对他人的信赖及对宗教的信仰，也都是经常伴随而来的后果。一生当中，他们会有很长一段时间笼罩在空虚和痛苦里，甚至完全失去生命的价值感。犯罪事件虽已过去，但是被害人却久久背负着恐惧、愤怒和痛苦的重担，不知何时才能卸下。

以下是罗柏的经历，他清晰地描述了“受害经验遗留的潜在伤害”。

罗柏的惨痛回忆

那天晚上，闪过脑海的最后一个念头就是“我会被强暴”。身为男人，岂能遭受这种攻击！

当他邀请我到对面的公寓喝杯啤酒时，我真的把他当作朋友。我和他，还有他的室友很快就打成一片，我挺高兴有他们做伴。那时，我才刚搬来华盛顿不久，多半时间都是独来独往。下课后，我通常直接回家，读书、吃饭、看电视，然后上床睡觉，日子过得非常单调。所以，能被两位邻居邀请，真是件令人开心的事。

在他室友回房间睡觉后，他劝我继续留下来多喝一杯，我很高兴地接受了。就在他要我站起来的那当儿，我满脑子完全沉浸在这趟造访和饮酒的欢乐中，没料到他却突然伸出壮硕无比的双手，硬扯下我的裤子，把我抱得紧紧的。当时我为什么没有尖叫？这我永远也想不透，可能是因为我很害怕，也觉得丢脸吧。他抱着我躺下，然后跟我说，他正准备给我我所需要的。我努力想挣脱，却始终摆脱不了。他块头很大又很强壮，我害怕到了极点。我不知道到底过了多久，只觉得好似没完没了。

后来，我没说半句话，冲出他的公寓，奔回房间，爬上床，我整个人吓呆了，完全没意识究竟发生了什么事。暗夜里，我张大双眼，傻愣愣地躺了好几个小时才睡着。

第二天我很晚才醒来，初醒时的感觉和前一晚上床时一样。随即，我不由自主地痛哭起来。这时，我听到一阵阵敲门声，我上前应门，站在门口的正是那个邻居。他表示对昨晚发生的事感到非常抱歉，还把事情归咎于自己喝多了。我无法描述那种自我憎恨、令人作呕的感觉，只是一言不发地定定看着他。我恨死他了。他一说完，我立刻把门关上。

接着，我又躺回床上，几乎躺了一整天。失落感一阵又一阵地朝我席卷而来，我却不知该向谁求助。这桩事让我直觉“自己有错”，我整个人已经被这感受团团困住了。当时我怎么会让他对我做出这种事？为什么我没有大叫求救？当他登门道歉时，为什么我没有告诉他我的想法？这些问题我一个也答不出来。我躺在床上痛哭不已，时间就随着我的泪水一点一滴地流逝。

几天后，我打电话向惠特曼沃克诊所求助。发生这样的事，真的难以承受，我需要找人谈谈。诊所很快就为我安排了一名咨询师，每一次的咨询费用是美金45元。对我来说，这是笔庞大的开销，因为当时我白天打工，晚上修学位，我一直在设法使自己的收支平衡。我每周都前往该诊所接受治疗，持续了好几个月，但我发觉自己根本没办法谈论这件事。好几个月过去了，我已经花了一大笔钱，我决定停止心理治疗，因为我再也付不起费用了。

如今，事隔两年，我早就搬家了，很难再想起住在旧公寓时的生活点滴。在我搬离公寓前，几乎成天都在昏睡。我想自己当时应该是罹患了忧郁症吧。

没有骗你，这件事毁了我好长一段人生。遭到性侵以前，我是个相当有自信的人，如今我已不再那么肯定自己了。有时我觉得自己毫无吸引力，有时觉得自己很龌龊，我没有一天不想起自己曾被性侵。那种无助感真令人招架不住。满脑子全是：当时我明明可以不让这事情发生，但我却没有这样做。说真的，自信心完全丧失可以击垮你整个人生。

罗柏的惨痛经历，让我们清楚看到凌虐和暴力的遗毒，很不幸，这还只是我们所能见到的一小部分而已。大家如果回想一下先前提到的，大多数受害者的反应，如困惑、无助、恐惧、脆弱、愤怒、内疚、忧郁、丧失人生意义、自我怀疑、懊悔、自责与自我憎恨等，就会发现，这些反应罗柏全都经历过。就像其他多数的受害者一样，他心中仍然有不少未解的疑问，而这些种种捆绑他的问题，或许永远也得不到答案。

监狱这个特殊的场域，难免会发生强暴案件，但是，这类案子通常不会被揭露。在狱中被强暴，被害者心中留下的伤痛和狱外的受害者虽然完全一样，但相对而言，他们所能寻求协助的管道却远远不及狱外的人。

盖瑞的经历，是另一个有关“受害经验遗留的潜在伤害”明显而症状强烈的实例，所不同的是，经过了几番努力，他的人生经历最终得到了抚慰。我和盖瑞相识于纽约州辛辛矫正机构，当时，我们同时受邀在该机构举办的“受害者与犯罪者课程”结业典礼上致词。

1981年，盖瑞任职于纽约贝斯特西方酒店，他是酒店的财务稽核员。一天夜里，盖瑞值班时酒店发生了抢劫案，盖瑞遭到枪击。当天凌晨三点，4名男子闯入酒店，命令盖瑞趴在地板，要他交出收款机的钥匙。他们不断地用枪柄和拳头猛敲盖瑞，盖瑞最后昏了过去。抢匪要离开时，盖瑞依稀听到一声枪响，子弹从0.22毫米口径的枪管射出，穿过他的肺部，打断了两根肋骨。直到现在，部分弹渣还卡在他的胸腔内。盖瑞被枪击时才34岁，当时是全国顶尖的短跑和举重选手。对体能正值巅峰状态的他而言，枪伤所造成的影响远比体能衰退还来得严重，他的运动生涯也就此告终了。

抢劫案发生后，盖瑞开始做噩梦，每天晚上吓醒后，都只能冷汗直冒地在房里来回踱步。他常会因为细故大发雷霆，但在以前，那些事根本不可能让他烦心。他一直感到相当沮丧，又愤怒又焦虑。后来，他被解雇了，身上几无分文，最后连公寓也保不住，只好住进基督教青年会。他不是没有想过该去看心理医生，但因为没有钱，只好停了保险，故也没有任何一个医生愿意看诊。就在厄运连连、困境不断之际，他梦见了歹徒。根据梦境，他从档案照片里指认出两名抢犯，后来又指认了第三人，最后这三个人都遭到逮捕。经由盖瑞的指认（据他本人描述，指认的过程比抢案发生的当下更令他痛苦），射杀他的韦恩被求处12至25年的徒刑。歹徒定罪后，盖瑞的精神压力终于得到一些纾解。

经过一段相当漫长的复健，盖瑞找到了另一份工作，也恢复了体能训练，不过，他的焦虑和忧郁都并未因生活忙碌而消失。几乎是一点点芝麻绿豆的刺激都可以让他勃然大怒。枪击案发生后11年，盖瑞依然深受“创伤后压力症候群”所苦，这种情况，和其他犯罪受害人（以及战后退伍军人）完全相同。

1992年，盖瑞无意间看到了HBO播放的一部纪录片，报道一名学校老师和曾用棍棒殴打他的少年相互和解的实况。深受感动之余，盖瑞开始着手安排自己与射杀他的抢匪和解。他先试着联络了州立小区争议处理中心的主任克里斯汀，请对方安排他和凶手见面。该中心通常并不受理与严重暴力或伤害有关的案件，不过，当克里斯汀感受到盖瑞是真心想要和解而不是报复时，马上决定联络韦恩，问他是否同意与曾被他射杀的盖瑞见面。韦恩答应了。

韦恩犯下这起抢案时才21岁，抢夺的金额不过150美元。他是个中辍生，刚离开学校没多久就因抢劫服刑34个月，后来又因假释违纪服刑一年。枪击案发生的那天早上，他和朋友约好见面，当时他才刚出狱4个月。在接到克里斯汀的电话前，他很少想起这个曾被自己射杀的人。他说："我偶尔会想起射杀盖瑞那件事，但是除了抢案当晚的记忆，我对这个人真是一无所知。"

韦恩初次接获处理中心的电话时，他很怀疑，猜想这个和解可能是场骗局，是准备在假释委员面前对付他的花招。他说："不过，在跟克里斯汀先生谈过话后，我觉得双方见面应该能帮助盖瑞先生释怀，也让我有机会和盖瑞先生谈一谈这件事对他所造成的影响。"

盖瑞自述说："原本我有个想法，我想请他谈谈事发那天的经过，我要他回答我几个问题，他为什么要射杀我？为什么这么残暴？他打算杀了我吗？我真的只想要一句道歉。对我这个暴力犯罪的幸存者而言，一声抱歉意义深远，能让整件事了结，也能使我得到疗愈。但是我不想开口要求他道歉，求来的道歉我不会要，如果对方想要道歉，他自然会说出口。"

但是韦恩和盖瑞不一样，他并未盘算好要说些什么，也不打算解释或辩解自己的行为，只想静静地听盖瑞说话。他唯一打算做的事其实就是道歉。

双方见面时，盖瑞缓缓诉说11年来韦恩已经成为他生活里的一部分，这么多年了，他一直希望得到事情的真正答案。事后，韦恩回忆那次会谈，语气沉重地说："他使我了解了，个人的行为竟然会对别人造成那么严重的伤害，之前我真的一点也不清楚自己所作所为的影响会有多大。想起来就觉得很可怕，换成我自己，我也不希望别人这样对待我。"

就在韦恩道歉时，盖瑞哭了起来。盖瑞描述当时的感觉，他说："这11年来，我已经在心里把这个人塑造成恶魔的形象，现在才知道，他也不过是个'人'罢了。我向他道谢，并且跟他说：'只有男子汉才有勇气道歉。'"

最后，双方握手，结束了这次的会面。

细细看了盖瑞借给我那卷未经剪辑的录像带，我十分明白，这次会面显然对他们两人带来了非常大的疗效。韦恩第一次发现自己的行为对他人的一生竟会产生如此真实而且有血有肉的影响，他终于能够正视自己的所作所为，面对自己所伤害的人了。他非但有意愿，而且有能力开始弥补自己所造成的伤害。

一个人如果能真正了解自己造成的伤害，以及受害者所承受的切身之痛，日后必然会避免重蹈覆辙。当我们伤害了一个人，我们必须尽可能地认出自己的行为对他所造成的冲击，以及自己该负的那一份责任，这一点非常重要。我们应该设法找出自己能够承担的部分，把后遗症降到最低才是。

相较于多数的被害人和加害者，盖瑞和韦恩的故事结局让人欣慰多了。盖瑞是个心胸宽大的人，他和韦恩都愿意鼓起勇气，怀抱诚意，共同开拓一个崭新的疗愈空间。透过对话，他们建立了新关系，成为“修复式正义”［译注］难得的见证人。

遗憾的是，目前的司法体制并不支持这种新做法，现有的政策元非在强力分开受害人（或家属）和罪犯，阻断了任何形式的和解或补偿的

译注 修复式正义（Restorative Justice）一词，最早由美国乔治敦大学法学院教授蓝迪·巴内特（Randy Barnet）所提出，原始的意义是从“以被害人为中心”的基础上，在刑事司法过程中，建立犯罪者与被害人之间的对话关系，并邀集小区相关人士参与，促进加害者的悔悟与主动承担责任，以消除双方的冲突，化解矛盾。其核心思想在使传统的“惩罚”“矫正”转型为“修复”，而以“愈合”为最终目标。

机会。当然，一定会有一些罪犯不愿意负责，也有部分的被害人因为过于恐惧，受创太深，或者是愤怒难平，根本不想再和罪犯有任何瓜葛。撇开这些不说，如果被害人愿意和解，并且衷心希望得到一些答案，现行体制根本无法提供任何促成的渠道。另一方面，倘若罪犯真心忏悔，希望负起责任，受害人及他的家人当然也没有机会知道。总而言之，现行司法制度着重于定罪和刑事处分，疗愈并非焦点，以至于阻碍了受害人和罪犯的愈合，双方也因此永远冻结在不健康的关系当中。

目前美国只有极少数的监狱在推广“被害人与罪犯调解计划”，这类计划都有专人监督指导，他们会仔细筛选几个暴力犯罪案件，邀请犯案者和被害人组成一个小型团体，在专人督导下开始沟通。让被害人说出自己经历的愤怒和痛苦，希望某些答复能帮他们为这一段过去画上一个句号；也让罪犯体会到自己确实给对方造成莫大的痛苦，而不是坐了几年的牢后仍然不明所以。双方都会在沟通的过程中产生新的体会和认识，开始了疗愈之路。根据一些研究统计，受害者和犯罪者会面，除了有助于双方在情绪层次获得一些疗愈以外，还能解除双方对彼此先入为主的刻板印象。“修复式正义”是新的司法观念，认为犯罪行为伤害的是人民和社会，而不是一种触犯国家法律的行为而已，这种模式所关注的是促进双方修复、和解，重拾对人性的信心。

非暴力的罪行

即使是“非暴力”的罪行，也可能留下极大的恐惧，以及破坏力十足的后遗症。

我记得一位非常慈祥的72岁老太太，有一天，当她外出照顾孙子时，家里被洗劫一空。当时那个窃贼说不定心里很快找到了自以为合理的借口：“反正没人在家，偷一点东西又何妨，况且保险公司也会理赔。”窃案过后，老太太在家里总是觉得不安全，心中的恐惧让她白天一刻也不敢待在家里，她随处游走各大卖场，一直到先生下班后才悻悻然回家。事隔三年了，那桩“非暴力”窃案所遗留下的恐惧，仍深深影响她每天的生活。即使小区那一带的犯罪率极低，待在家中的她依旧没有安全感。以此看来，盗窃行为本身造成的心理影响，显然比单纯的财物损失，冲击性更大，也更具破坏力。

容我再强调一次，现行法律制度认定的“非暴力”犯罪行为，在精神层次上，其实仍是一种暴力！只要诚实面对良心，就知道这绝对是事实。

这让我想起我所认识的一些海洛因贩卖者，他们进出监狱如家常便饭，最喜欢把可卡因卖给情绪本来就不稳定的青少年，要知道，这些十四五岁的年轻人，一染上毒瘾，前途就毁了，但是，依据现行法律，贩卖毒品的行为属于“非暴力的犯罪”！我们真需要从真我的慈爱、智慧和品德的角度反省一下，自己的行为是否真的"非暴力"吗？

归根究底，诚实和负责的生活态度，是每一个人立身处世应有的本分；若于诚信有亏，事情无论大小，都是背叛自己和他人心灵的暴力行为。

滥用权力与控制

暂停与思考

你会（或曾经）滥用权力和控制吗？请仔细想一想下列的问题：

你会恐吓他人吗？你会用脸色、动作、手势，或通过损坏财物、亮出武器的理由来恫吓他人吗？

你会使出精神虐待的手段吗？你会贬低、辱骂他人，耍心机让他人感到内疚，借机羞辱对方吗？

你会设法淡化罪责，否认罪行，或干脆归罪他人吗？你会否认已经造成的伤害、推卸责任，辩称那是对方自找的，一副伤害人没什么大不了的样子吗？

你会采取强制和威胁的手段吗？你会用威胁的方式来做伤害他人的事吗？比如用离开某人（例如配偶）或扬言自杀为由来要挟对方，迫使他做他不想做的事吗？

你有男性优越感吗？你的人际关系通常比较像“主仆关系”吗，而且你必须是“主人”？

你会排挤他人吗？你会操控他人所做的事，不管是他们想要见面或说话的对象，或是他们的去处，然后辩称自己只是出于嫉妒吗？

你在家会利用孩子吗？利用他们传递消息，或不考虑孩子的福祉而威胁要把孩子带走，或利用探视孩子的机会骚扰已经分居的配偶吗？

以上所列滥用权力和控制的行为普遍出现在家暴，以及身体与性暴力之中。

除了滥用权力和控制外，你还会利用其他方法吗？无论贫富贵贱，如果你以尊崇和敬重的态度对待每一个人，你会有什么感觉呢？

你知道如何采取不具威胁性的作为吗？你会尊重他人吗？你对自己的行为能坦然负责吗？

你懂得用公平协商的方式解决争端吗？

你能分担责任而不滥用“男性特权”吗？

你会信任并支持他人，而不排挤或控制他们吗？

病态的罪恶感

健康的罪恶感能指引良知，帮助我们恢复责任感及力量，尊重自己，诚信待人。然而，如果我们过度陷入罪恶感，不断用内疚来打击自己，罪恶感就会转变成病态的心理。这种过度的内疚和懊悔的感觉可能会跟随我们一辈子，只要一想起某个人或某件事就浮现上来。如果想要全然治愈，让生命可以继续往前迈进，就不能让这种过度的内疚和懊悔主导我们的情绪。

病态的罪恶感会激发内在的冲突，就像擂台上互斗的两名拳击手，一方是缺乏智慧和慈悲的赢家，另一方则是输家。每当输家费力要爬起来时，赢家就马上一拳挥过去，日复一日，年复一年，这个输家永远没有足够的时间和心灵空间从过去的经验学到教训。同样的道理，病态罪恶感必会使人产生反复自我批判的倾向，终而认定自己是坏人或笨蛋。如同拳击手一般，一部分的你一直在打击自己，以至于根本没有机会学习从错误中再站起来，故也没有机会恢复心灵的健全。病态的罪恶感发展到极致，会使人完全丧失自尊。

如果我们不愿意清醒，不愿意设法从经验中学习，也不想要宽恕自己，长期下来，这种病态的罪恶感会日益增大，进而形成恶性循环，严重阻碍疗愈，无从看见生命有何转机。我们心中满怀着“罪恶感”的那一部分，会无意识地向我们的所有作为“讨债”，频频用不快乐、忧郁和自卑感，甚至是身体和精神疾病作为对自己的惩罚。和病态羞愧感会化作“毒性教条”一样，病态的罪恶感除了向内打击自己外，也会向外投射，使我们习惯性地对他人投以愤怒和怨恨的情绪，一味地将世界看成是个充满敌对、恐怖和不公不义的地方。心灵一旦被病态的罪恶感所掌控，人们会以破坏性的行为无意识地惩罚自己，有过前科的罪犯，往往会身不由己地一犯再犯，就是常见例证。病态的罪恶感会导致长期的紧张焦虑，这股暴戾之气闷在心里无处抒发时，常常需要透过激烈的暴力行为才找得到出口。

正如同你在面对所有的事情一样，自我觉察是改变的第一步。能够觉知自己总是习惯性地贬低或谴责自己，正是转化病态罪恶感的开始，而后，透过一次次宽恕自己，你才能真正看清自己的过错仅仅是基于恐惧的反应，你不过是采用了错误的方式，去追求你认为自己匮乏的爱与力量而已。唯有透过自我宽恕，才能治愈病态的羞愧感和罪恶感。自我宽恕时，你汲取了过去的教训，同时也提醒了自己与生俱来的人性光辉。

回顾此生

研究“濒死经验”相当有成的穆迪博士[译注]，出版过很多相关的著作，最近我阅读了其中三本，深有所感，十分乐于和大家分享。这三本书分别是《来生》《来生的回响》《域外之光》，其中，《来生》目前销售已超过三百万册。

看了这三本书以后，我不由得开始思索一些问题：我们是否应当及时检讨自己的所作所为？是否应当试着了解这些作为对他人所造成的影响？是不是每个人都该回头想想这一生究竟逃避了哪些事？当然，你不一定要接受或者相信穆迪医生所调查的结果，我之所以在这里介绍他的研究，除了因为已有不少研究人员认同他的论点之外，他的研究结果也着实契合了本章“罪恶感与生命转变”的主题。

过去20年来，穆迪博士采访了许许多多有过“濒死经验”的人，有些是因为意外事故、心脏病或其他种种因素濒临死亡边缘，有些则是根本已被宣告死亡，但后来都复活了。根据穆迪博士的研究，成千上万

译注 雷蒙·穆迪博士（Raymond A. Moody）除了《来生》（Life After Life）一书之外，另如《The Light Beyond》（暂译《域外之光》）和《Reflections on Life After Life》（暂译《来生的回响》）等皆脍炙人口。率先推动濒死经验的相关研究，树立了该领域的研究典范。

来自各行各业，有过濒死经验的人，都曾经有若干共同的经验。他们形容说，在濒临死亡的那一刻，很清楚地意识到自己正在离开身体（比如飘浮在半空中，看着自己的身体），飘到某个点会通过一条黑暗的隧道，随即进入一道明亮的光，“像是一道能穿透一切的美丽而强烈的极光”，之后，他们提到自己遇见一位“至高的光之灵体”。不论“它”是谁，看见这个灵体的人都感受到一股全然的爱与了解的能量。

就在遇见“至高的光之灵体”那当儿，这些人都进行了一次全景式的“此生的回顾”，这一生中所做的每一件事情全都历历在目，在他们面前一幕一幕飞逝而过。针对这个现象，穆迪说道：“在这种情况下，你不仅可以看到自己一生所做过的每件事，也同时可以觉察到每个行为对你生命中的人所造成的影响。”是的，除了感受到曾经伤害过的人的悲哀、痛苦和创伤，也同时能感受到自己曾有过的慈爱行为带给他人的爱和幸福。不少的人说，当他们穿越这个回顾历程时，感觉到“至高之灵”以无条件的爱拥抱着他们，帮助他们正确看待自己生命中所发生的每一件事。所有接受穆迪采访的人都一致认为，生命中最重要的事就是“爱人”。

穆迪说了一个真实故事，详细阐述濒死经验如何促使人们转变。尼克是个行骗高手及罪犯，从诈骗寡妇到贩卖毒品，几乎无所不干。犯罪的勾当让他过得十分逍遥，拥有巨额存款、顶级轿车、豪宅大院，更要紧的是，“压根儿不觉得良心不安”。一天，他打高尔夫球时，被雷击中而“一度身亡”，此后，他的生命反而因此彻底改观。在濒死经验中，尼克形容他见到了“光之灵体”领着他作了一段生命的回顾。在医院复原期间，尼克隐约感受到那一段生命回顾为他所带来的影响，在那同时，他也体验到“沐浴在纯然的圣爱中”那种美妙感觉。跟所有曾经有过濒死经验的人一样，尼克的转化不仅正向，而且极为深刻。出院后，他毅然挥别犯罪生涯，转而从事诚实而有益的行业。和尼克一样拥有濒死经验的人所共同强调的两件事是：爱，以及从经验中学习。

话说回来，你不必等到死神来敲门，此时此刻，你就可以回顾自己的生命历程。回顾并承认你的作为对他人所造成的，不论是正面或负面的影响，最重要的是，你可以欣然接受自己从这些经验学到的一切。当你回顾自己的生命历程时，请试着对自己温柔一点。如果你曾经伤害过他人，一想到自己对他人的影响竟是如此深重，自我谴责与自我憎恨很难不油然而生，然而，在你谴责自己的同时，请试着敞开心胸，仁慈地对待自己；也试着去感受隐藏在权力滥用之下的恐惧、绝望和无力感。倘若你愿意，不妨在回顾过去的同时，也想象一位“光的灵体”正在给予你无条件的爱。

练习
回顾自己的生命历程

找个舒适的位子坐下，做4次深沉和缓的呼吸，将一切轻轻释放，花一点时间让自己的身心全然放松。然后，开始回想你过去曾经对他人付出的善行和爱心，任何微小的善行或爱心都可以。仔细想一想，将善与爱延伸出去是什么感受，自己的仁慈带给他人什么影响，充分享受那份感觉。在你回想自己的仁慈时，请留意身体的感觉，记得全然深沉和缓地呼吸。接着，感谢自己曾经那么善良而慷慨。

现在，同样敞开心胸，试着回想生命中你曾经有过的麻木不仁和伤害行为。或许你可以呼唤一位“光的灵体”“更大的力量”，或任何爱的象征。感受它们所散发的全然慈悲与无条件的爱。即使过去你未曾有过这种感觉，现在无妨让自己感受它们的爱就环绕在你身边。吸气时，让这种感觉与你自身融为一体。感受至高真我的慈悲和爱，在你回顾时赋予你看清真相的力量。在你回顾这一生时，想象此刻与爱融合的过程正是你生命的转折点，你学到了过去未曾学过的事。

假使你曾经凌虐他人或对他人施暴，请想一想这个行为对当事人及其家人、社会，可能（或已经）造成的影响。想象自己沐浴在更高本源的爱与光里，领会并学习你所看到的一切。

最后，记得谢谢自己，感谢自己能鼓起勇气接受疗愈。

12 | 宽恕自我：疗愈的核心

乔治的告白

我因伤害罪而入狱，虽然已经坐牢13年了，但我不怨这个，我知道自己有罪，受到惩罚是自作自受，罪有应得。伤害了人，我不只感到内疚，更觉得后悔和惭愧。当我意识到自己的行为影响了那么多人，不只是被害人，还有他的家人、朋友和我的亲朋好友，而且我就这么毁了自己的人生。意识到这一切的瞬间，我第一次有了自杀的念头。我觉得自己真是个该死的废物，偏偏又没有勇气自杀，只会沉溺在低落的自我价值感中不停地挣扎。当时，我以为自杀才是勇敢负责的作为，但现在我明白了，自杀只不过是逃避面对内心感受的懦弱行为。

打从省悟了宽恕道理的那一天起，我尽力善待爱我的人，让我觉得自己还有点价值和尊严，我就这么一点一点地重新找回自尊。这段时间，我试过各种心理疗法，学习处理人际关系和感受，也一再检讨生命的每一个面向，想要找到能够抚平内在惶恐不安的答案。

入狱服刑期间，一位过去商场上认识的女士开始来探望我，久而久之，我们成了好友。直到今天，我依然非常珍惜这份友谊。几年后，有一次我向狱方请假去看她，我们聊天、讨论事情，分享彼此的想法和感受，突然，她岔开了话题，轻轻缓缓地说："乔治，你已经尽了力，你的人生也改变了许多。你是一个好人，也是我的朋友，所以我想对你说，原谅你自己吧！"为了让我听进去最后那句话，她很认真地一个字一个字地重复了一遍。

"原谅你自己吧"这句话，打开了我"重生"的契机，在此之前，我从来不敢奢望自己会有这样大的转变。而此刻，当我写下这句话时，盛满了喜悦和爱的泪水不断从脸颊滑落。我好感激这句话，"原谅你自己吧"，过去不曾有人这样跟我说，但这却是我最渴望听到、也最渴望感受的一句话。受到这句话的鼓舞，我通过许多疗愈方法，试着在实际生活里体验话中真义，也逐渐得到内心的平安和自在。

大多数的人无法接受"受刑人宽恕自我"的观念，就像人们无法宽恕他们的罪行一样。人们坚信只有愧疚和刑罚才能有效地遏止暴力和犯罪行为。然而，事实摆在面前，有史以来，不论用什么重刑都无济于事，不管受刑人的内疚和羞愧有多深重，犯罪率依然持续飙高。事实上，问题真正的症结恰恰相反，正因为内心充满不健康的内疚和羞愧，才更容易激发暴力行为，结果又让人更自卑，更自暴自弃。只有“宽恕自己”才是恢复人性自尊的不二法门，也是所有疗愈的核心。是的，容我再强调一次，自我宽恕是唯一能够真正阻止犯罪的力量。

正如同所有的心灵疗愈，自我宽恕也是循序渐进的过程，而不是一次就能圆满达成的作为。真正的宽恕绝对不是表面功夫，也不仅止于动动嘴皮子信口说：“好吧，虽然我做了这事做了那事，但现在我愿意原谅自己。”真正的宽恕需要时间、勇气和绝对坦诚的意愿，并不是只要一时乐意就足够了。既然多半人无法真正了解自我宽恕的意义，想当然地，受刑人自然不容易获得必要的指引和支持。事实上，即使受刑人有心操练自我宽恕，然而“坐牢”这个不争的事实无时无刻不在扯着他的后腿，致使受刑人跟他人互动时很少不感到羞愧的，他们不得不承认自己是次等公民，非但过去不曾被原谅，未来也一样得不到原谅。

每一次我讲述自我宽恕这个议题时，一开始总有很多人认为这件事和他们无关，这多少是因为误解了自我宽恕，或只是一知半解的缘故。大部分的人因为不了解自我宽恕的真义，常会觉得这辈子再也无法原谅自己，而要获得他人宽谅，那更是痴心妄想了。

无论你的过去如何不堪，请相信我，只要你能敞开心胸、耐心以对，踏踏实实地练习，有朝一日，你一定有机会体验自我宽恕所带来的自由和平安。

宽恕自我的错误观念

在进一步探讨如何真正宽恕自我之前，我必须先澄清一些宽恕自我的错误观念，现在，我们就从宽恕自我“不是”什么说起。

宽恕自我“不是硬把有罪说成无罪”，也不是纵容那些伤人、麻木不仁、凌虐或不道德的行为，更不是替这些行为找借口或忽视它们。宽恕自己不会减轻因你的作为而造成的严重后果及冲击。可以说，拼命为自己的行为找借口，无非是否认现实和自欺之举。

宽恕自我“不是为自己开脱罪行”，或明知有问题却表现得好似一切正常。相反，宽恕自我是对既成的事实担负起全部责任，不论你犯的是严重罪行还是轻微过错，这个准则都一概适用。

宽恕自我“不是逃避”，绝非让人用来逃避懊悔或罪恶感。事实上，一个人为过去的错误决定以及带给他人的痛苦感到遗憾、懊悔，这是很自然也是很正常的事，直接去面对这些感受便是疗愈的一部分。

宽恕自我“不是摆出一副理所当然的姿态”说：“既然上主（或其

他心灵的象征）已经原谅我了，所以我也原谅我自己吧。”实际上，若未完成疗愈历程所需的内在探索，这种想法只是逃避，不是真正的自我宽恕。

假如你感受得到内在心灵更大的力量，它那无条件的爱必能增强你宽恕自己的愿力和勇气。然而，就像我们从比尔的经验所学到的：接受帮助之前，你必须先尽到本分，承担应负的责任。

比尔的告白

从前，我不断逃避自己，把每件事都怪罪到他人身上，我好恨自己。我企图自杀好几次，从13岁起，我就不断进出看守所和监狱。我试过每一种毒品，想找个一劳永逸的方法沉溺其中。我同时也酗酒，但不管是酒精或毒品，都只能让我好过一阵子。我一步一步地走向自我毁灭的深渊，直到最后，我杀了一个无辜的女人，被判死刑，我终于无处可逃了。憎恨及罪恶感如海啸般汹涌而来，但我依旧选择逃避，不愿面对自己做过的事。我心里很清楚自己干过哪些勾当，这种感觉实在糟透了，可是再怎么懊悔都已无法挽回。沉重的过去压得我喘不过气来。就在我再也无法承受的时候，我接受了宗教信仰，试着用全然不同的角度看待这一切。信仰之初，我曾经不断抗拒，最后终于选择“退后一步”，重新看待眼前的处境，仔细检讨这辈子做过的每一件事。我看见自己带给家人、伴侣，甚至不认识的人种种的痛苦。我心里十分清楚自己该做些什么才能获得宽恕。但在这之前，我必须先原谅自己，而原谅自己的第一步便是为自己的所作所为负起全责。这太难了，我实在不想为自己做过的每一件事负责，然而我更不愿成为人们口中的恶魔。

如此反复地自我检讨后，我终于看清这一生到底是哪里出了差错，也明白了我做的每件坏事全都出于自己的选择，根本没有人强迫我做任何事。我嗑药、酗酒，表面上是酒精和药物让我上瘾、失控，其实我应该为自己的行为负责。自从扛起责任后，我原谅了自己。现在，我能够平静地看着镜中的自己，不再憎恨镜子里那张脸。我生平第一次感到平安和喜悦。

正如比尔的告白，即使接受了宗教信仰，他仍须自行完成那一份清理内在的工作。由于他获得了指引，内在的勇气和力量跟着涌现，而这些恰好是他的疗愈工作所需要的。

宽恕自我的6个步骤

归纳起来，宽恕自我可以分为6个步骤，其中有部分内容已经散见本书前面的章节，倘若你已经按照先前所提示的方法持续练习到现在，毋庸置疑，你已经为宽恕自我奠定了重要的基础。

宽恕自我的历程因人而异，不同的人在每个阶段需要耗费的时间也长短不一，有些过程某些人可能需要花上好几个月甚至是几年，有些人则也许只需几分钟就能进入状态。此外，步骤与步骤之间并非截然分明，常有相互重叠而相辅相成的地带。

第一步：承认事实

你必须承认的“事实”，所涵盖的不只是你的作为，也包含你的感受，以及你的作为在别人身上造成的影响。

如实承认我们所经历的一切需要极大的勇气。我们心里有一部分始终不愿正视内在的恐惧、屈辱、羞愧、悲伤和自我憎恨，宁愿把它们压抑下去，也不要抬眼去看。无疑地，要去面对这些从来不欲人知的部分，的确需要极大极大的勇气。

宽恕自我不是让你轻松逃避，不去面对自己的过去，相反，它要求你彻底正视问题。上一章我们提过，如果你曾经伤害人，你需要十分勇敢地跨出一大步，尽可能设身处地体会你的行为对受害者、他的家人和小区的影响。

可能的话，参加专为罪犯成立的辅导团体是绝对有效的办法，如果是性侵犯，就加入专门辅导性侵问题的团体；如果是施暴者，就加入处理施暴者问题的团体。深度参与这类的辅导团体，才有让你正视自己的罪行和相关议题的空间。无论犯过什么罪，你都必须时刻提醒自己放下防卫心，面对自己做过的事，以及它对所有关系到的人的影响（包括你和你的家人）。请记得，承认和面对这一切，绝不是要逼迫你自我打击，这样做完全是为了自我疗愈。要知道，否认了事实，无异于拒绝获得自我疗愈的机会。

戒酒无名会12步骤课程的第5步骤是，“向上苍、向自己、向他人承认自己过错的本质”。向他人坦承过错，等于积极协助自己放下心头的重担。告白的对象最好是富有同理心的人，你才能安心跟他分享那些糟透了的往事，帮助自己消除沉重的罪恶感。说起来，“毫无保留地告白”，光是这个念头就够吓人了，何况要一五一十和盘托出！你会觉得太冒险，好像让自己一丝不挂地站在众人面前，只能任人宰割，毫无防卫机会，更惨的是，也许日后还会被人排斥。然而反过来说，一旦你鼓起勇气和他人分享自己的黑暗面，你必会发现内心的恐惧也同时减轻了，如同作家马涂瑟［译注］所说的：“坦白真相，正是为了赢回你的生命。”只要你允许自己面对真相，试着说出所有“说不出口的话”，承认痛苦、罪咎和羞愧，你就已经开始拒绝这些感觉霸占你全部的生命，罪恶感导致的孤立无援也会就此终结。从此，你能够重新接触人群，再次品尝到真实生命的况味，而且你会发现自己依旧被接纳，内心的淤塞渐渐清理开来，心境也逐渐随之开阔清朗。

译注　马可·马涂瑟（Mark Matousek）美国作家、编辑，1985年起，写作事业的重心由流行文化转向心理学、哲学与宗教，协助索甲仁波切进行《西藏生死书》和其他心灵书籍的编辑工作，著作颇丰。

法兰克的告白

我开始尝试面对事实之初，心里不断涌出种种自责、懊悔、遗憾和悲伤的感觉。这些感觉是如此真实、强烈，由不得我转头不看。以前它们冒出来时，我都是借着嗑药后扭曲的快感强压下去。现在，我决定不再压抑了，如果它们再从过去的坟场爬出来，我一定用正向的方式面对，并且顺势运用这些感受来疗愈自己。

帕特的告白

刚开始，我觉得“承认事实”这一步是所有步骤里最难受也是最难达成的，面对事实之初，罪咎和羞愧几乎同时涌现。但我知道如果不面对事实，我的内心会永远背负着重担。说不出为什么，我隐约感觉自己应该面对事实，好像只要面对真相我就自由了，更何况，实在没有什么事是我无法面对的。

暂停与思考

静下心来，开始回顾过去的生活，想一想你的选择和行为如何影响自己和他人，试着设想，在你犯罪的过程中，被害人会有什么感受？想象被害人和他的亲友到现在还在承受哪些痛苦？请设身处地为他们想一想。

真心承认你的行为和感觉。

回想戒酒无名会12步骤的第5步骤“向上苍、向自己、向他人承认自己过错的本质”，切实练习这个步骤。

第二步：为自己的行为负责

想要扛起自己的责任，就必须停止指责他人，不再为自己的行为找借口。面对过去所发生的种种事件，我们需要诚恳地响应自己和他人。只要做得到，不管用什么方式，都应设法修补伤害。

如果可以的话，就请依照戒酒无名会的12步骤，循序渐进地承担起修补伤害的重要责任。（编者按：请参见本书“附录二”）

艾德的告白

一般人很难踏出“为自己负责”这一步，我就曾经把自己的问题全部赖到毒品头上，不过我再也不会这么做了！因为根本没人拿枪指着我的脑袋逼我吸毒。过去我总把自己的悔恨、怀疑和恐惧，通通怪罪在那一场车祸事故上头，说穿了，那只是为自己找个借口罢了。现在我不再像以前那样到处谩骂、怨天尤人了。过去我用嗑药来麻痹痛苦和恐惧，这方法看似轻松，事实上吸毒后，我的恐惧不仅没有减轻半分，反而招惹更大的麻烦。如今我了解自己必须先解决内心的问题，老老实实担起责任，不再担忧结果如何，才能看清恐惧和其他情绪一样，仅仅是个念头而已。接纳这一切，我真是如释重负。

丽塔的告白

我所作的选择有些还不差，但有更多则是糟透了。我知道，是这些选择造就了今日的我，而我今日的选择还会继续塑造未来的我。我明白，负责任不只是承认过错，还必须扩及生命的每一个面向，包括了所有的言行举止。我不愿再为发生在自己身上的事怪罪他人，这会是我人生的第一顺位。

暂停与思考

针对过去的作为，一一列出能够让你负起全责的弥补之道。

仔细检查这张清单，竭尽所能地一件件完成。

第三步：从经验汲取教训

由内心深处的感受着手，正是这些感受促使你做出让你内疚不已的事情。

绝大多数受刑人都在问题家庭长大，而不良的家庭氛围往往使他们很难感受到自己与生俱来的珍贵价值，另一方面，凌虐和冷漠倒是稀松平常的事。成长路上经常觉得惶惑不安，无时无刻不为匮乏感到恐慌。这些未曾化解的痛苦和病态的羞愧感会助长内心的无力感，促使他们日后走上滥用毒品和权力的歧途。

宽恕自我的过程有一个关键，那就是“退后一步”，诚实而客观地看待那些对你目前的观念和感觉有巨大影响的人和事物。觉察那些影响能够使你逐渐谅解自己，而且了解自己并不是天生的坏人。你的本质善良美好，只因为内心壅塞了太多没有化解的痛苦、愤怒与不安，才会做出这些破坏性十足的事情。

想要疗愈这些伤痛，“疗愈内在孩童练习”是一个非常有效的方法。彻底体会内在孩童的经验和感觉，你会深深了解，这些经验如何影响了成年后的你看待自己的方式、如何影响你对自己的判断，同时也影响了你的情感表达和行为模式。假如你想要充分体验宽恕自我所带来的心灵平安，疗愈这些情感伤痛至关重要。

罗夫的告白

面对真相，意味着我必须回顾儿时可怕的受虐经验。回顾的过程让我明白了有些事我根本无须负责，也才知道自己并不是天生的坏蛋。过去我所自责的事情，事实上大多不是我的错。弄清这些之后，我才能真正面对自己并为自己负责，看清过去的所作所为对自己、对别人造成了多大的影响。

一直到现在，我必须面对的事实大半极其痛苦，因此，我还必须认真学习，试着接受真实的自己——那纯真、善良的我，依然在我心底，未曾改变过。

韦克的告白

今天，我比以往任何时刻都还清楚地意识到心里尚未化解的痛苦和自卑。诚实地回顾过去，发现自己在最需要安抚时，受到的却是伤害、虐待，得不到丝毫的温暖和慰藉，这个发现让我顿时谅解了自己一向的无力和卑微。现在，我终于明白自己为何总是感到有所欠缺。内在孩童的回溯工作开启了伤痛的疗愈过程，我知道我还有很长的路要走，我正踏上一段穿越痛苦和恐惧的旅程。我相信自己的情感和精神创伤会逐渐获得疗愈，终有一天，我会完全宽恕自我，重新找回身心的圆满。

暂停与思考

现在，试着回顾童年，尽可能回到你最早的记忆，再接着回溯到16岁左右。试着回想不同年龄时期的感觉，那时你身边重要的人是如何对待你的。回顾时，请牢记一件事：你内在的真我绝不会受这些事影响。

想一想，这一生你做过哪些事到现在依然感到内疚？你能够看清童年经历是如何影响你的人生吗？

第四步：向自己敞开心胸

跟上一个步骤相同，“宽恕自我”需要温柔地体谅自己，但体谅并不代表纵容自己找借口、推卸责任。有时候，真正的同情反而看似无情，无论多么痛苦，也愿意诚实扛起自己的责任。敞开心扉意味着坦诚，愿意接纳内心的脆弱，这种踏踏实实的感觉，是绝对无法透过投射、压抑、麻木、欺骗、控制和操纵等手段而获得的。

敞开心胸也意味着毫不批判地接纳自己真实的情感，然后转化、升华这些情感，让它们愈来愈成熟。温柔而慈悲地向内观照，为自己创造内在的空间，向真正的自己开放，让晦暗的痛苦重见天日。

苏珊的告白

我早该这么做了。我一直对自己非常严苛，无谓的虚荣阻拦了我敞开心胸的意愿。但我现在相信，多多聆听内心的声音，放手让它指引我，恐惧自然会大大地减少。这是真的，聆听真心确实是不折不扣的大解脱！

罗夫的告白

对自己打开心门，让我认识了真实的自己，进而理解自己、接纳自己、爱自己，此刻，我对未来充满了希望。然而我必须说，要卸下这么多面具，看到每一个面具背后的苦衷，真是令人痛彻心扉！但是当我终于剥下所有面具，只留一个赤裸裸的自己时，我深深感受到内在情感的波动，喜乐、平安和体谅，一层又一层环抱着我内心。站在我面前的是那真诚、富有爱心、有创造力，且已被我充分理解的真正的自己。好想大声说：“终于自由了！”

哈金的告白

对自己敞开心胸，让我看见内心深处的自己，那是我以前很少意识到的空间，直到现在才觉察出来。过去，我虽然知道应该爱自己，温柔地对待自己，然而一旦面临问题，我还是习惯严厉地苛责、批判自己，误以为这样做对自己才有益。其实，根本没必要惩罚自己，唯有慈悲才能帮助我改变自己的行为。是该仁慈对待自己、滋养自己的时候了，如此，才能让真实的自我现身，收复内心那被虚假的自我统治多年的失土。

暂停与思考

你对自己有多严厉呢?

你会批评自己哪些不良习性和差劲行为?

尝试超越“罪有应得”的自我形象，看看自己懂得关爱他人，也永远值得被爱的那一部分。

第五步：疗愈情感的创伤

秉持健康和负责的态度，聆听内心对爱的呼唤你应了解，任何自我毁灭的情绪或行为，都是在寻求帮助和爱的召唤。因此，除了练习先前的4个步骤，你还需要向各方征调精神食粮来滋养、鼓励自己，聆听来自内心的召唤。比如向有爱心又有专业知识的咨询师、治疗师、牧师寻求协助，参加辅导团体，远离带给你负面影响的朋友，结交具有正面影响力的朋友，阅读有启发性的书籍，运动、冥想和祷告等等，方法不胜枚举。

卡洛斯的告白

25年了，现在我终于可以大声说："我正在全心全意关照内心对爱的渴望！"我明白了这些年来的酗酒、嗑药、逃亡和躲藏等荒唐的行径，全是因为我自己害怕响应这个渴望的缘故。事实上，我听见内心的渴望好多次了，可是总有另一个声音对我大喊："别管它！"它说服我相信自己不够好、不配好好被爱。现在，我总算明白也获得了指引。研读宗教经典和静坐冥想已大大改变了我的生活。

暂停与思考

列举4种能够让自己顺利成长、拥抱幸福的方式。

在翻读本书的你，今天已经为自己做了一件好事。如果你觉得这样还不够，就去选择另一种方式滋养自己，现在就开始，当作送给自己的礼物。

第六步：与真正的自己和好，肯定人性的美善

当你逐渐与真正的自己和好，接纳你与生俱来的智慧、慈悲和清明，你会愈来愈尊重自己，愈来愈懂得为自己和他人负责，愈来愈确信自己有勇气迎接生命的挑战。与真正的自己和好，你会发现原来心里住了一位矛头专门对准自己的评论家，他不但将你困在病态的愧疚里，甚至还顺道把出路给堵上了。与真我的默契越深，你就越能温柔地对待自己，也越能从经验中学习。如果你希望持续感受到力量和灵感，你必须不断地自我宽恕和疗愈，不断与真我和好，久而久之，你自然越能感受到平安和希望，更愿意投入充满爱的生活。

丽塔的分享

对我而言，“与真正的自己和好”是当初我真心愿意改变时意想不到的奖赏。每天与真正的自己一同祈祷和冥想，人会明白自己仍然是上帝创造的，而不是自我任意造就的形象。与真我的默契也让人领悟应当“活在当下”，而且每一个片刻我们都能重新选择。如今，每当信心动摇或需作决定时，我都深深信赖内在的真我会告诉我答案，为我指引正确的方向。

裘伊的分享

自我疗愈的过程若没有真诚地与内在联结，再怎么勤儆功课也是枉然。与内在的真我融合，让我能以更宽广无限的视野看待这个世界。它容许我选择自己想要参与的人和事物，容许我用自己的步调思考和分析情况，然后再作决定，而不是凭着一时无意识的冲动。“真我”让我明白我是个有价值的人，而且能在自己选择的事物里获得成功。

暂停与思考

回想一个让你感到内疚的情境，花点时间思考当时是什么原因诱发了你的行动。

现在，你从这个经验了解到自己什么？有了新的觉察之后，假如你再次遇到类似情境，你会怎么做？会和过去不同吗？现在，请深深吸一口气，与内在的真我结合，想象自己能够冷静而沉着地响应类似的处境。

然后，把其他令你心生愧疚的情况带入心中，针对每种情况，一一重复这个练习。

圆满与了结

与真正的自己和好，发掘内在人性的美善，诚实和正直将成为你一贯的生活态度。一旦如此，你会希望好好完成过去未了的事，假如条件许可，你还会进一步主动修补有所亏欠的人际关系。弥补的对象可能是犯罪行为的被害人、某个老友、略有交情的熟人，或家中某个成员。

所有的宽恕都意味着未了的心事终于圆满完成。圆满即是了结，能够帮助你疗愈自己，放下那些令你耿耿于怀的心事。假使你明明有心事未了，但却不曾尽力而为，日后每当你想起相关的人和事物时，非但难免遗憾，你还会频频感受到心中的冲突和不安。

圆满完成未了心事的方法很多，比如坦诚悔过、道歉、请求原谅、无私地为他人服务等等。有些时候，仅仅由于我们对自己和他人有了新的理解，便一下子化解了长年的心结，顿时感受到圆满的喜乐。

内心一旦疗愈并且全然释放之后，也许你根本无须做什么事或说什么话，就能宽恕自己和他人。不过，如果你还是坚持“我必须和某人谈谈，化解误会……”认为这样做才能让你走出愧疚的阴影，摆脱愤怒和罪恶感的折磨，然而，偏偏此人可能已经过世，或联络不上，或压根儿没兴趣跟你谈什么，这时候，你就要修正目标，把那些“必须”做的事，转为“做得到”的事。其实，有些事情不必诉诸言语反而更好。话说回来，倘若你心里很笃定，坦诚相对是最直接的疗愈方法，这时候请千万别用沉默的方式来逃避。

道歉

很多时候，回头面对那些曾被你伤害或漠视的人，最好的方法就是直接承认事实，并且真诚道歉。但在某些情况下，直接联络对方并不恰当，尤其是你原本并不认识的被害人。如果你知道对方并不乐意见到你，这种情况，尊重他们最好的方式就是“不去打扰”。即使对方已经解除防卫，也愿意化解这份恶缘，但这并不表示你们的关系能够回到往昔，不过，至少你们终于走出不堪的情况了。

诚心诚意的道歉的确可以让人解脱，获得自由，但前提是，你不能怀抱任何期望，更不能预设对方一定会满心欢喜地接受你的道歉。请牢牢记住，尽管你真心忏悔，也非常愿意积极改变自己，不再做那些惹恼对方的事，但是，对方可能尚未准备好，甚至根本不肯原谅你。遇到这种状况，你必须很小心，不能把自己对圆满的需求，一厢情愿地强加在心不甘情不愿的对方头上；同时你还需万分当心，不要让对方的愤怒和恐惧再次引爆你不顾一切偿罪的病态罪恶感。要知道，你的自我宽恕过程，与对方是否愿意或已经原谅你，一点关系都没有。也许他尚未准备好释放自己的愤怒，也许他抓着愤怒不放会感觉好过些，当然也有可能他过于害怕、过于伤心，以至于不敢释放愤怒，对他来说，感受愤怒或许才是他眼前最重要的功课。

任何人都必须容许他人原地踏步，必须尊重他人跟随他自己的感觉。能好好接纳每个人都有做他自己的自由，无异于为你自己的宽恕种子备妥肥沃的土壤。即便你万般期待对方原谅你，用不同于以往的方式对待你，你也只能默认内心的这份渴望，顺其自然就好。倘若你落入“希望他人改变”的陷阱，你等于又远离了真正的自己，如此一来，势必再度掉回愧疚和愤怒的循环。

写信

用书信表达歉意，或只是单纯地表白你对整桩事情的理解和观感，也能帮助你圆满未了的心事。如果你心里有好多话想跟某个人说，通过书写，的确可以厘清自己的想法和感受。提笔写信，意味着你很想把心中的话寄给对方，但如果对方还无法敞开心胸接受这封信，那么，就算这个人还健在而且也联络得上，你还是不把信寄出为宜。另一种情况是，寄出信件可能连累到第三者，打个比方，你想写信向某位仁兄忏悔你和他的老婆上过床，要是他老婆想保住婚姻，早就选择让事情过去。类似这种情形，奉劝你：写完之后把信撕了，或者压在箱底永不寄出。光是把你的感受和想法付诸文字，就足以让你在疗愈之旅更进一步了。

观想

观想也能协助你完成未了的心事。每天花几分钟想象自己和对方同在，你爱他，而且希望他原谅你。即使对方仍然无法释怀，也要勉励自己持续宽恕自我，看看自己是否能在对方咒骂你时，依然祝福他平安。

无私的服务

还有一种达成圆满与了结的方式，即是提供无私的服务。夜深人静时，你若想起自己曾经伤害他人，或剥夺了他人很重视的东西，比如人身自由、自尊、信任、纯真、财产或健康等，你希望能够有所弥补，不妨提供一些无私的服务。你的服务不是为了获得认可或利益，也不是通过善行来沽名钓誉，而是以此弥补自己以前对别人的损害（即使你并不是直接偿还你所亏欠的那个人）。服务的形式不拘，只要以别人的福祉作为优先考虑，就是无私的服务，它最后是帮你疗愈自己。

惯性的自我批判

很多时候，人的某些特质或行为并不违反社会善良风俗，而你却认为那些特质或行为代表了自己愚蠢、粗心、冲动或软弱，为此而不停地自责，比如“真不敢相信我竟然那么做”“我真懦弱”“我有够蠢”“我真没原则”等等。之所以习惯自责，也许你长期受人欺压凌虐，不能做自己想做的事，或总是被迫做自己不想做的事，明知身边的人和事物对自己绝对有害无益，却偏偏离不开。久而久之，这些自责的反应竟成了你的一部分——除了恨自己不敢改变现况，恨自己只能无助受害，你什么也没做。

你认为唯有在精神上痛斥自己，才能促使自己改变，或至少可以激发内心的潜能。事实恰好相反，如果病入膏肓的罪恶感和自我谴责不停地叨念“振作起来”，这种自言自语式的叨叨念念，只会徒然让心灵失去活力，完全使不出疗愈自我的力量。

或许你会纳闷，不批判自己和他人，怎么能鞭策我们表现出体贴、慈爱又恰当的行为？我们以为自我批判是必要的、有价值的，倘若不批判自己，我们就会失去理想，永远无法进步，最后变成懒散马虎的人。小我总是向我们担保批判很管用，能让我们不误入歧途。但事实的真相是，习惯性的自我批判只会扯我们后腿，让我们陷入悔恨和负面行动的恶性循环，怎么做怎么错。批判只会让我们与这颗心渐行渐远，忘失了我们最渴望也最需要表达的——爱、清明和正直。

练习
成为自己的好友

现在，缓缓地深呼吸4次，释放一切。吐气时，感觉身体渐渐放松。

首先，想象自己和一个不断批评你的人一起生活，不管你做什么，他都说你不对、不好、没原则、愚蠢，极尽所能地打击你。想象一下这种日子，毋庸置疑，十之八九会破坏你渴望改变的信心和动力。

现在，反过来想象另一种情况，你作了个身不由己的选择，这时，一位非常仁慈、明智、见解独到的朋友看到了你的抉择，他非但没有怪你，反而关心你，接纳你的现状，不仅如此，他还愿意协助你用清明、体谅和智慧的新眼光，重新看待自己的选择。

请试着把这个慈爱的人放在心里，让他帮助你觉察内在的恐惧和限制，看清你是在恐惧而认定自己无能为力的情况下，才作出那些选择的。他了解你，知道你之所以这么做，无非是想找到安慰、力量、平安和幸福。这个人完全了然于心，他希望你明白，这些伤己又伤人的选择，纯粹是因为你非常恐惧，以至于远离了真实的自己。他向你保证，你一直都有其他选择；他鼓励你敞开自己，接受来自他人或上苍的协助和力量；他会告诉你，你有能力治愈你自己，生命处处是恩典，只要你愿意敞开心胸，让恩典进入。

再读一遍前两个段落，想象你用同样的方式和自己做朋友，那会是什么光景？接下来的几天请重复这个练习，进入你的内心，成为自己的好友。

山姆的告白

打从有记忆以来，我就是个冲动行事、不顾后果的人，一有欲望就想要立即满足。如果要做我自己最好的朋友，我就非要下定决心、觉察和重新选择不可。

裘伊的告白

入狱之前，我只是活在次人格里，根本没想过要当自己的朋友。我不断惩罚自己、批判自己，完全不留余地。一逮到机会，就任由过去负面的选择折磨自己，把做过的好事忘得精光。事实上，我非但不是自己最好的朋友，反倒是最大的敌人。我讨厌死自己了。我对自我打击的程度，无论是身体或精神上的打击，都比其他人来得严重。

不过，我相信，等到我刑满出狱，我就不会再是刚入狱的那个人了。我明白，无须等到获释，我现在就能改变生活。对我而言，很多状况已经不一样了，服刑期间，我学会做自己最好的朋友，我发现自己真的是在突飞猛进。我仔细思考了自己的过去、现在和未来，思考了人生对我的意义，以后想要过什么样的生活。此时此刻，我明白在未来的某些时候，我可能会是自己唯一的朋友，就算未来吉凶难卜，但我仍旧相信自己会通过考验。我知道力量来自内心，而实践内在力量的决定权完全操之在我。

不要一味批判自己多坏多蠢，请试着退开一步，透过内心深知善恶的智慧重新看待自己，理解是什么原因在推挤你，迫使你作了那些选择的。为了终止自我批判和惩罚的惯性循环，即使你感到羞愧、罪咎、愤怒、悲伤和痛苦，也一定要深切地同情自己。别再为现在的处境或过去的作为鞭打自己，停下来吧，现在就开始努力操练“宽恕自我”这个课题，尽量由经验中学习，疗愈内心的创伤，逐渐迈向成熟。

暂停与思考

如果你现在还无法原谅自己，请思考并完成下列问题；请留意作答时的心境，写答案时对自己温柔一点，恳请内心那位批判者暂时休兵片刻。

1. 因为________________________，我无法原谅自己。
2. 继续谴责自己，我可以得到____________________。
3. 继续谴责自己，我放弃了______________________。

反复练习这三个问题，直到你心里的答案全都写出来为止。

生命旅程的一瞬

虽然我们可以把宽恕自我的过程拆解成一个又一个的步骤，也可以把这些过程撰写成深奥的理论，然而，要真正宽恕自己，有赖于我们踏实地由内心下功夫。在自我宽恕的旅程中，内心浮现的这一瞬间也许十分短暂，却能让人生剧本每一景每一幕的意义历历现前。

以下是一位狱友写给他前妻的一封信，这是他在狱所里个人及团体疗程的协助下，经过多次自我反省后写出的。

亲爱的玛莉：

你会在这封信中读到我的过去，让你进入我内心深处那黑暗的过去令我百感交集。我十分重视你，很在意你的看法、你的情谊和你的爱。现在，我真的好怕！我对过去的一切感到羞愧万分，觉得自己实在软弱无能，但是我仍然鼓起勇气把心底话告诉你，让你了解过去我那些举动的原因，我必须把自己全部摊开来。

你知道的，我家并不穷，家人根本不缺钱用。理所当然，我拥有塞满橱柜的衣服和玩具，不过我却得不到人生最重要的东西——爱。你见识过我父母的德行，他们不会表达爱，只想用钱收买我的心。唉！从我出生开始，他们就是这样了。

我对成长过程的记忆不多，大部分的记忆除了勾起我的痛苦外什么也没有。我最早记得的一件事是我妈在打扫房子，那时我被绑在后院的一棵树上。对我妈来说，把房子弄干净远比我重要多了。七八岁时，有一回老爸追着我跑，我爬进他的卡车底下，结果他妈的，我竟割伤了背，霎时血流如注，赶紧跑去找我妈，当时她正在晾衣服，回过头冷冷地对我说：“别跟我哭！”一丝同情或抚慰都没有。

还有一次，我以为只要发誓保证不再犯，她就会原谅我，所以我放胆告诉她：“我发誓，我真的很抱歉！”但她居然当众拉下我的裤子，痛扁了我一顿。丢死人了，我当时正在和邻居玩，而她却当着众人的面拉下裤子揍我，害我整整被嘲笑了好几个月。

八九岁时，跟大部分的小孩一样，我也常常偷玩火柴。有一次，我和戴维玩火被逮个正着，戴维他妈只是大声臭骂他，而我妈竟然打开电炉，把我的手指放在电炉的线圈上烤，直到手指冒烟。我恨死戴维了，他竟然不用受这种折磨！

我还记得常常因为被打得全身肿痛而无法上学。有一次，是感恩节过后那个星期天，爸妈北上去看爷爷奶奶，要我在家照顾弟弟妹妹。他们回家时正好电话铃响，电话那头的接线生说有人用我家的电话打色情电话。爸爸问我们是否打了那些电话，结果因为我莫名其妙地笑了，所有的罪过就这么落在我头上。

我还记得当时很想逃跑，爸爸却一把抓住我的头发，死命把我“扔”到餐桌上。不用说，我又好几天不能上学。说实在的，一直到现在，我仍不知道我们家那几个小孩那天是不是真的有人打过色情电话。念书期间，我只有一次是真的因为腮腺炎请病假，其他都因坏了父母亲的“规矩”而缺席的。

我对家庭生活唯一的记忆就是痛苦。大约9岁时，我结交了一个高中生朋友，他就住在我家附近，他要我做一些下流的动作，还猥亵我，但我不知道这是坏事，因为他会注意我，我以为那就是爱。

亲爱的玛莉，接下来是我最难以启齿的部分。11岁时，我表姐常来照顾我（请容我隐匿她的名字）。那时她大概19岁吧，她是我的初恋情人。刚开始时，她让我抚摸她的胸部，躺在她大腿上吸吮她，她还会轻轻拍我的头。这种关系维持了将近4年。玛莉，最后我们发生了关系，她就住在隔壁，要干那档事很容易。我和她除了性之外，情同母子，她成为我不曾真正拥有过的母亲。每次我受罚她都知道，当天晚上她就会来看我。

仔细回想我的恋爱史，我发现，只要我新交了一个女朋友，我就会设法让她的家人“收养”我。我现在才了解，自己多么需要透过身体接触来感受情感的交流。玛莉，你也许还记得我经常在你家闲晃，那是因为你的家人对我而言意义重大。我无法形容对你家人的情感有多深，坦白说，我虽然跟自己家人相处了一辈子，但成为你家庭成员的那段短暂时光，我觉得自己和你家人反而更像一家人。

还记得吧，确定你怀孕时，我们俩都吓坏了！那时你妈猜到你怀孕，虽然火冒三丈，但却依旧试着体谅你。我也记得当时我家人对这事的反应，不用多说，他们从未支持过我，我恨透他们这一点。我们拥有一卡车的礼物，却没有一丁点儿的爱和支持。

我多么希望我们的婚姻能够继续走下去！我真的想做一个好丈夫，想让自己的孩子拥有最好的一切。我最希望孩子知道的是，她是被爱的。当我回想起过去，我才明白，我想要给孩子的是我最渴望得到却也一无所知的东西，那就是爱。

至于我们的婚姻，你最清楚，我知道我后来变得很粗暴，经常揍你，接着再跟你道歉，我陷入极大的混乱。很多时候，我实在不懂得该如何表达愤怒和失望，万般无奈之下，我只会采用肢体攻击来宣泄这些情绪，但同时我又意识到自己就快像我爸妈那般暴力了，我不要跟他们一样！于是，我又对每一件事抱歉，即使我心里并不觉得有什么意义，可是，除了一再道歉，我简直束手无策。

接下来我想跟你说那件可怕的事，你要知道，这些年来，这件事早已把我撕成碎片。

那一年，我们搬进了你的娘家，那正是我最低潮的时候，我感觉自己好不容易融入的世界正在渐渐毁灭。直到那一晚，真的一切都毁了。我不记得当时你在哪里，但我记得我们的女儿乔安娜做了件让我抓狂的事，而我狠狠地打了她一顿。

那一刻，我整个世界都崩毁了，唯一让我有归属感的家庭以后不会再接纳我了，紧接着你们会把我踢走，我会失去你们，这些我通通无法处理，我更无法承受失去了你和整个家庭。打了乔安娜后，我不知该如何做才能让她知道我还爱她。玛莉，我调回过去学会的那一套“爱就是接触”。所以，我马上带乔安娜出门，用我唯一懂得的方式，设法表达我对她的爱和歉意。之后，我带她去了麦当劳，又买东西给她——我用金钱收买女儿的爱，就像我家人一直以来对我那样。

我无法告诉你我多么惭愧，直到我了解他人是如何看待我时，我才意识到自己的作为多么肮脏下流。然而，我只是单纯地想用行动表达我的爱，我也只懂得这种爱。我不是有意做一个令人作呕的人，我要说的是，乔安娜，我爱你，请你相信我！

我花了将近两年的时间才能好好地面对自己，才有办法将“事情不全是我的错”这句话说出口，也才有勇气告诉你我是怎么变成这样的。我不知道自己是不是永远也无法原谅自己对乔安娜做的事。我知道把自己的一切告诉你实在太冒险了。我无法预期你的反应，这样的坦诚能让你更了解我吗？在你的眼中，我还是那个非常爱你和乔安娜的男人吗？我想得到你们的理解和原谅，可能吗？

亲爱的玛莉，我真的很害怕，怕你读完这封信后，我就再也接不到你的消息。我已开膛剖肚，把丑陋的烂疮全掀给你看，我只能在这里痴心等待，也许你会被我的丑陋吓得尖叫，也许你还愿意了解我，我只是想获得疗愈，我深爱你们俩，却不知如何表达。请相信我，我真的很抱歉伤害了你们，我真的很抱歉造成这一切的痛苦。请给我机会，让我弥补我所造成的伤害。

入狱服刑之后，我才开始学习深入认识自己。我承认自己的感受，诚实地对待自己，不再忽略这些感受。我已培养出自尊，虽然感觉有些陌生，过去我并不相信自己，认为自己根本一文不值；但现在我在乎自己，不再害怕表达自己的想法，我已找到了真正的自己。

我找到了藏在内心深处的那头怪兽，而且消灭了它，拯救了那个男人。现在，你是否愿意见见这个人？由你决定。

保罗的自剖让我们清楚地看见了，说真话、请求宽恕，以及宽恕自己时所需具备的胆量。他问我：“作了这样的选择，那个人最后的结局会如何呢？”我的答案很简单：“这人必会得救。”无论宽恕自己或是宽恕他人，这是每个人必须作的选择，关键在于，没有人能替我们作此选择。

还要多久才能宽恕自己?

宽恕自我，和所有的宽恕一样，都需要一个过程，它不是你要抵达的目的地，而是你必须经历的旅程。有时人们不禁自问：“究竟要到什么时候，我才能原谅自己的过去？我真的能永远爱自己吗？”即使是宽恕那些刺心的内疚和羞愧，我们也无法断定它要多久才能痊愈。但只要你对自己比较仁慈关爱一点，哪怕只有短短的几分钟，你已经步上了治愈和健康之路了。请牢牢记住，心灵成长的过程就像爬山，必须沿着山路蜿蜒而上，而非一路直线登顶。你疗愈得越深，就越能接纳自己、关爱自己，渐渐地，比较细微的罪恶感、羞愧、自卑种种感受会悄悄浮现，等着你接纳它们，它们就痊愈了。

有些创伤需要很多年才能完全治愈，但有些创伤可能在片刻之间便疗愈了。有时候，你会觉得自己进步颇大，愈来愈欣赏自己，心里充满平安和乐观；有些时候你会深感惭愧、窘迫，又开始自我批判，感到气馁。不管如何，重要的是，请记得，只要你愿意更体谅、更肯定自己，就算你与自己的真我，关系时好时坏，时近时远，但日久天长下来，分裂的时刻一定愈来愈短，契合的情况相对会愈来愈多的。

练习

一封宽恕自己的信

如果你已经完成了6个宽恕自我的步骤及其他的练习，请试着写一封信给自己。

贝瑞

（这封信写给我自己，也写给多年来我扮演过的种种角色）

即使你忘不了过去所有的不幸，但也实在不应该继续沉溺其中。睁开眼睛吧，在当下找到希望，为将来设定目标。从过去的感受中振作起来，想想这一生来到这世界，你的目标是什么？每天提醒自己，你已经不一样了，你现在是全新的、更好的人。这一点很重要，我不能不再三强调。认定自己不值得当好人的念头，每天都会偷偷钻回你的脑袋里，你一定要想办法打败它，并留意自己的动机。牢记自己曾经走过的路，凡事三思而后行。过去你未曾这么做，现在你拥有这个独特的机会仔细检视自己的盲点，让麻木的心活络起来，让枯干的心重新欢唱，找回真正的爱。你已一步一步走出内心的黑暗，你活下来了。

裘伊

亲爱的裘伊：

这封信写的是你和你过往的一切，你不但伤了自己的心，也让别人痛心不已，你很希望能够回到过去，但愿自己从未犯过那些错。我知道你内心遭受极大的折磨，因为你的生命没有“照着计划走”。我也知道你曾设定目标，最后却又放弃了，等到你想回头却已太迟。我更清楚判刑入狱、远离家人，对你而言是何种滋味。我了解你的痛苦、你的悲伤。我，也是你正在体验的一部分，这才是真正的你。能再度体会真实的情感，才是你心中所盼望的。

你为自己的过去和现况内疚，那没关系，但请不要让你的下半辈子都活在内疚里头。请你原谅自己的过去，你不会将它们遗忘，更不会重蹈覆辙。你紧握它们的时间已经够长够久了，长到足以让你学会教训。犯错后，从中成长才是最重要的事，你已经做到了，现在该是释怀的时候了。无法宽恕自己，只会阻碍了自己的成长。

我知道你一直努力练习所学的新事物，有时它就如同在地狱里挣扎，不过正因为如此，你费力得到的果实将会更甜美。你要继续在生活中实践和锻炼你所学到的一切，继续面对多年来不断逃避的问题，继续传递爱、和平与宽恕。不过，对你而言，最重要的一步是要原谅自己的过去。倘若又犯错了，请继续原谅自己。还有，如果把这件事说出来对你很重要的话，就说出来吧，我已经原谅了你。

要爱你自己，因为我爱你

裘伊

朱立欧

亲爱的：

我们一起走过了漫长而艰辛的二十几个年头，想到就这么虚掷光阴，我俩心里就痛得难受。岁月的流逝徒增悲苦，也累积了愤怒。是啊，那是条崎岖不平的路，不过我们似乎已抵达终点，现在总算能这么说了！这些年来，我从不曾和你接触，现在才认识你，被你触动，感受到你的存在，这种一体的感觉真好。你知道吗？我原本已经放弃了，我以为自己只会永远沉溺在绝望和愤怒之中，再也无法回头。痛苦曾折磨我好久，我自怨自艾，无论做什么总是碰壁，这一切最后都化成了愤怒。我们俩都很清楚，最后会被愤怒带到哪儿去。

但愿当初我们能遇见一位了解我们，知道我们会走上怎样的路的智者。不过说起来都是我不好，我未曾给过任何人机会来爱我们。每当有人想亲近我们时，我总是疑神疑鬼，这是我此生最大的遗憾，只不过以前的我并不懂。你知道的，有时一个人凭着一种信念生活很久后，他的反应就成了第二天性，形成了一条完全可以预测的轨迹。所以，就算他做错事，也没有勇气或能力阻断内在不停的自我对话。我想这就是我，用自我保护的态度向外寻求自己。天啊，作茧自缚真是大错特错。

现在似乎不再有令我感到难以招架的问题了，有时我甚至期待能来点挑战呢。以前我总是难以看见他人身上的优点，但现在我看得到了。经过这段艰难的日子后，我总算能够对自己的小错一笑置之，日子又开始有意思起来了。我很高兴有个“盟友”能相互陪伴走过这条崎岖的人生道路。请继续与我同在，别再让我为自己感到遗憾。我会给你力量，抹去你多年来的悲伤。

后会有期啰！

爱你的朱立欧

迈克

亲爱的迈克：

孩子，你显然知道这次你真的搞砸了，你掀起了好大一片痛苦的波涛，不过我太了解你，制造痛苦本来就是你的专长。该死的迈克，你有阵子还真是痛苦和悲伤大师呢。不过，听说你变了，真的不一样了噢！你在跟谁开玩笑啊？不会是我吧！我太了解你了，我和你生活了一辈子，我知道你没法转变的。嘿，我本来以为你改不了的。

迈克，我很抱歉把这些恨都赖在你头上，也很抱歉指引你错误的方向。我不是故意让我们沦落至此的，不过我很高兴你终于定下心来，坚决改变自己。迈克，我的老搭档，既然你想摆脱消极和愤怒，也许我们真的能为自己和他人做点儿特别的事，好让他们瞧瞧我们真的不一样了，我肯定他们会发现的。

迈克，我们共度了一段艰难的岁月，那段岁月大部分都是我——你旧有的小我——的错。既然你现在已掌控了一切，希望你别再让我重现江湖，破坏你所有的努力。我知道你现在已坐稳驾驶座，倘若以前是由你掌握方向盘，或许我们就不会来到这个恐怖的地方。好吧，这么说也不完全对，也许我让你沦落至此，就是要让你站起来，看你是否有勇气改变自己的生活，还是一切都在我的掌握之中。

迈克，很高兴你赢了。我们俩将找到应得的幸福。很抱歉让你经历那么多不幸，不过那是你应得的，谁叫你没有坚定自己的立场，还让我掌控了那么久。

请保重！

全新的　我

注：我正在努力记住，我值得被自己喜爱，不管过去他人怎么说我、认为我怎样，“我”不等于“我曾经做过的事”。我只是“我自己”。

释放过去的自我

自我宽恕需要大无畏的精神。大无畏，并不表示没有恐惧，而是愿意承认恐惧、直接面对、穿越恐惧，而后继续前进。小我宁愿盲目从众，把你看作不可饶恕的人，不配让自己同情自己。它无法慧眼识英雄，也看不出你内心的智慧，它宁可把你框在“原地”，好继续过原来的日子。它不了解你心中不仅只有受伤的部分，还有已经疗愈的地方；你不是只有恐惧，内心里也有爱和真实的力量。就像作家凯克［译注一］所说的："爱是力量，宽恕则能释放并实现这股力量。"倘若你能敞开自己，学习自我宽恕，你会明白当代神话学大师坎伯［译注二］为什么会说："沦落之处，必有专属于你的无价珍宝。"

练习自我宽恕的初期，也许会因为酿成的是无可挽回的大错而根本无法原谅自己，或依旧为小罪而感到自责，那么，请试着先宽恕损害较小的行为吧。事实上，你要原谅的不是你的行为，而是你自己。作家慕勒［译注三］提醒我们，我们宽恕的不是凌虐、乱伦、暴力、痛苦、谎言或偷窃等等的行为，我们原谅的是人，是那些"无法掌握自己，无法尊重和疼爱孩子、配偶、他们自身和他人的人"，我们原谅的是他们的痛苦、笨拙、折磨与绝望。

请再多花几分钟，认真读一读慕勒所说的这段话，想一想，这句话

译注一 罗伯·凯克（L. Robert Keck, Ph.D.）是科罗拉多博德市的卫理公会牧师，本书引自他的*Sacred Eyes*（暂译《神圣之眼》）。

译注二 约瑟夫·坎伯（Joseph Campbell, 1904—1987）著作等身，《千面英雄》（*The Hero with A Thousand Faces*）是经典之作，这部巨著追溯了几乎全世界神话中英雄历险和转化的故事，并从中揭露同一原型的英雄。该书于1949年首次出版，至今已启发了好几代的学子，营销数百万册。

译注三 维恩·慕勒（Wayne Muller）身兼治疗师、牧师、社群代言人、畅销书作家，关切的对象包括为受虐、上瘾、酗酒、贫穷、重疾、失落所苦的人，著有*A Life of Being, Having and Doing Enough*（暂译《人生，恰如其分》）。

能怎么用在你身上。

宽恕自我，就是让内心的光明照耀在恐惧和毁灭性的自我批判上头，也就是让光明进入我们的“心牢”。更进一步说，宽恕自我是一种挑战，要我们为真正的自己负责。宽恕自己，可能是人类所经历过的最大挑战了，而且任何人皆是如此。对狱友而言，它更是一项异常艰巨且不易获胜的挑战。

宽恕自我经常遭遇莫大阻力，就像任何重大的蜕变一般，你必须“大死一番”，让自甘卑微、不配的习惯宣告死亡；大死之后，才能大生。当我们感受到慈悲、爱和光辉，而且还超越了旧有的观念，就是真我诞生的时刻。无论我们身处监狱高墙的哪一边，宽恕吧，只要宽恕，我们的生命就会全然不同。

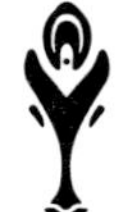

13 | 宽恕他人：勇敢选择平安

一个人如果想要了解真正的自由，体验心灵的力量，他迟早要学会宽恕。很多人由于不明白宽恕的真义，导致无法原谅他人，就像我们会因为误解宽恕的意义，而不敢原谅自己一样。一旦误解了宽恕，人们绝对不可能认为宽恕是合理而可行的作为，当然就不愿运用在最切身的人际关系上头。常听人说："我永远不会原谅他做了那些事。"正因为误解了宽恕，在遭到伤害、背叛、欺骗或虐待时，"认定对方无可饶恕"就变成说得通的"人之常情"。

我在二十多岁时曾经惨遭强暴，那真是极为可怕的经历，我几乎痛不欲生。随着日子一天天过去，各式各样的负面情绪一一浮现，恐惧、羞辱和愤怒只是其中最锥心的部分。然而，最后我还是原谅了那个强暴我的人。回想当年的做法，我必须先试着了解宽恕的意义是什么，"原谅他"又是什么意思？那个人强暴了我，为什么我要原谅他？答案很简单，因为我想要过自由快乐的生活，不甘心“整整一辈子”做那强暴犯的受害者。这个简单的答案就是本章即将谈论的主题。

美国《时代杂志》曾经以斗大的“为何宽恕？”几个字当作封面标题，内文则是报道了教宗遇刺的事件［译注］，其中有一段话意义深远：“宽恕对人们的心理造成的影响是无法计量的，不愿意宽恕会把人囚禁于过去的仇恨之中，以至于任何新事物都无法进入我们的生命。不愿意宽恕等于把自己的掌控能力拱手让人。就这层意义来说，无论个人或是国家，都应当实行‘宽恕’这个聪明务实的策略。”我们向来以为宽恕是一种遥不可及的崇高理想，然而，在这篇报道当中，宽恕却被形容为“聪明务实的策略”。这篇文章又进一步提到“宽恕让主动原谅者得以解脱”。的确如此，执意不肯原谅他人时，我们自身的一部分会被过去的情绪牢牢捆绑，就像手铐的两端，一边铐着自己，另一边则铐着怨恨的对象。

由于人们常常以为宽恕他人就是：对方已经将你惹得火冒三丈了，你还要耐下性子施恩于对方。如此地误解宽恕的真义，自然很难想象自己才是最大的受益人。没有错，宽恕真的是一种自利行为，我们之所以宽恕，是为了不再累积自己习惯性的批判和愤怒，不再让心思穷追着他

译注　1981年教皇约翰·保罗二世遇刺，受到重伤。两年之后的圣诞前夕，教宗亲赴监狱探望遭囚禁的凶手阿格卡，并且宽恕了这名想置他于死地的青年，展现出真正的宗教情怀。

人的冷漠和恐惧而纠缠终身。在大部分情况下，唯有宽恕他人，才能走出对方的人生噩梦。比如在酗酒成性的父母虐待下长大的人，很可能被这段悲惨岁月长年绊住他的脚步，始终困在双亲酗酒的人生噩梦里。要知道，原谅父母虽不能抹灭过去已发生的事实，但却能带领现在的自己走出幼小时无力挣脱的噩梦，疗愈心中深深刻划的创伤，找回过去被剥夺的力量。

小我使尽浑身解数要我们相信，原谅对方，自己就会变得软弱无力。实际上，真正的宽恕反而能够增强力量。在监狱这种前途黯淡处处碰壁的地方，学习宽恕真的能让我们生存下去吗？当然可以！事实会证明，宽恕正是让我们得以在此生存的关键。

宽恕的起点

假设你对他人怀着极大的怨愤，或是你读过本书第五章关于愤怒的描述之后，心里的怒火仍然无法平息，我建议你先回头去读那一章，再来继续本章的练习。诚实、建设性地面对内心的愤怒，永远是宽恕的第一步。如果你还没作过“无分别心的宽恕”这个练习，也请回头复习第七节，那一节为各类情境、各种对象的宽恕奠定了基本的概念。

如果你还没准备好，或根本不愿意原谅某人，读完本章以后，你可以先找一个比较不容易惹你生气，或你对他的论断还没那么牢不可破的对象来练习。我们每在心中宽恕一次，心里就会有一两颗石头落下，前进的步伐也更加轻快。每一次的宽恕都能帮你卸下一些包袱，不再紧抓着原本令你生气的事物不放；多一次宽恕，人生便会多一层美好。

在本书的第一章，我把生命比喻成“石磨”，我们遇见的人和事物不是把我们碾得粉碎，就是磨得晶亮，这一切都取决于我们看待眼前人事物的态度。毫无疑问地，紧抓着对他人的怨愤不放，我们一定会被碾碎；原谅他人，我们就能磨得发亮。宽恕让我们超越昔日想法的限制，人生视野因而更为开阔，心灵也终于获得真正的自由。

宽恕他人的错误观念

一个人如果对宽恕的理解有限，甚至完全误解了宽恕的真义，自然不会愿意宽恕他人。和前一章“宽恕自我”一样，我们首先要厘清宽恕他人常见的错误观念。

宽恕他人“不是伪装，也不是漠视真实的感受”，更不是明知事情是错的却装作若无其事。忽视或否认心底的怨愤，绝对无法达到真正的宽恕。倘若我们明明还在生气，还在怨恨对方，却表现得好像已经原谅他了，这就像在一堆垃圾上面淋上厚厚的奶油，外表看来甜滋滋的，里头却腐烂发臭。

宽恕他人“不是原谅伤害、冷漠等的行为”，宽恕绝对不等于赞同，虐待、暴力、背叛和说谎，从来不会因为被宽恕了就变成好的行为。宽恕不会要求你任人宰割，也不代表你必须犹豫再三才能够改变局面、保护自己。为了防止别人再次伤害你，也许你应该断然结束一段关系、离婚、离某些人远一点、申请禁制令或者其他法律行动等等，在很多情况里，这些行动显然是必要的。

就如同刚刚提及的，宽恕他人“未必需要特定的行动”。原谅某人后，或许你的行为会有所改变，但未必一定如此。你可以原谅一位早已疏远的老友，但除非你真心想恢复往来，否则你其实不必打电话给他，也不用再邀他上门做客。宽恕他人不代表你要亲自告诉他“我原谅你了”，除非你由衷想这么做。这样说吧，你会原谅一位狱友，却不希望再和他一起厮混。

我曾听过一位内观老师的故事，她在欧美各地讲学，带领“慈心观”的共修，引导人们在日常生活培养慈悲心。有一次，她去拜访一位印度导师，途中一名抢匪企图把她推倒抢走行李，她一时又怕又气，不停地猛推那名抢匪。一分钟后，她打退抢匪，保住了行李。

接下来的旅途，她心中充满了敌意和愤怒。我想：只要听说她那恐怖的经历，任谁都会认为愤怒是合情合理的。然而，由于她是专门教导慈心观的老师，竟然会被这个突发事件激出内心如此强烈的感受，她大吃一惊。到了印度导师家，她一五一十说出路上的遭遇，以及内心的盛怒和敌意，请求导师开示是否有其他更妥善的处理方式。导师问她，当时身上是否带着雨伞，她回答有，于是老师说：“那你应该怀着全然的慈悲，拿起伞，打那个人。”

不论你心里怀的是全然的慈悲，还是憎恨，我都不主张动手打人。这个故事真正要传达的是：宽恕跟你的作为并无多大关联，而是跟你采取行动时所抱持的心态有关。

宽恕他人“不是要你遗忘过去的事实”。人们有时会说：“要是我原谅了他，那我还会记得这次教训吗？”请放心，你不会忘记的，除非你受的创伤极深极巨，以致痛苦得让你不得不压抑它，依我所知，这种情形尤其常见于严重的儿虐案例。所以说，当你决定要原谅某人时，你并不会遗忘过去的事实，只是你的痛苦和愤怒的程度会逐渐减轻，有朝一日甚至会消失不见。因此，等你再遇到那个伤害你的人，虽然你依旧记得他曾经做过的事，但你已经不再生气了，或是你虽然心中有气，但却不至于持续太久。

宽恕的底线

“宽恕未必需要特定的行动”，这一点非常重要，所以在练习宽恕之前，我想详细说明这句话的意义。

面对不可靠的人，你原谅了他，不表示从此以后就必须信任他，要知道，坚持信赖其实是过度天真的行为。宽恕也不意味你只能无助地留在受虐关系里，倘若你借着“宽恕”的名义，容许不能忍受的行为一再发生，这不是宽恕，而是逃避，你是以“宽恕”为名，推卸了照顾和改变自己的责任。这种心态较常出现在受虐关系中，不限于亲子之间，有可能是同事、朋友，或伴侣之间。

面临困境，你必须先理清哪些事你可以接受、哪些事你不能接受。比如你可以接受好友不常来探望你（虽然你心里很渴望他们来），却无法忍受他们欺骗你。一旦清楚了自己的底线何在，当你无法接受的事一再发生时，你就懂得采取合乎情理的行动了。

假如你的人际关系一再面临难堪的处境，而你总是在关系中身不由己地受伤，却不知该如何处理，既阻止不了，又离不开，这时你应该积极向外寻求协助。因为身陷其中的你，一直意识不到自己的情绪问题，把自己困在不健康的处境，难以自拔，这时倘若没有客观第三者的协助，当事人的你很难看清事实、改变现状。专业咨询师或自助成长团体，例如，戒酒无名会、嗜酒者家庭互助会和12步骤课程等，都可以协助你摆脱受虐的循环模式，走出自身的情绪困境。

监狱里可能发生你完全无法接受的情况，更糟的是，你无法立即获得保护和协助。比如说你被其他受刑人或教官欺凌却求助无门、得不到所需的医疗照护、被剥夺基本权利等等。遇上这种事，你当然会发火，但即便如此，你还是要保持觉察，善用愤怒的力量改善情况，千万不要被愤怒吞噬了，不自觉地成了自己的受害者。

不把力量拱手让人，你才能潜入内心深处，与真正的自己同在，找到内心的平安之地。这种时刻，冥想、放松和祷告都是可行的办法。请时时思索第九章的意念种子——“我的内在具备不受搅扰的平安”，尽己所能地改变状况。接着，再缓缓地对自己说：“我不必成为眼前世界的受害者。”

宽恕是什么?

前面已探讨过宽恕的基本概念，现在我要再次回顾，同时延伸这些概念，我打算透过一个故事，向读者说明日常生活当中如何应用宽恕。

此刻，假设你正在生某人的气、感到非常不满，请提醒自己，激怒你的绝不会是对方的“真我”。有谁会对一个敏感贴心、关怀他人、有反应又有爱心的人动怒?惹火你的必然是对方的某个次人格，比如“控制狂”“操控者”“麻木不仁”“漫不经心”“施虐者”等，他们的特质最容易挑起你心里的恐惧和批判。也许是他的“操控者”的次人格勾出你“愤怒”和“批判”的次人格。于是，你们之间就会产生如下图表的互动。

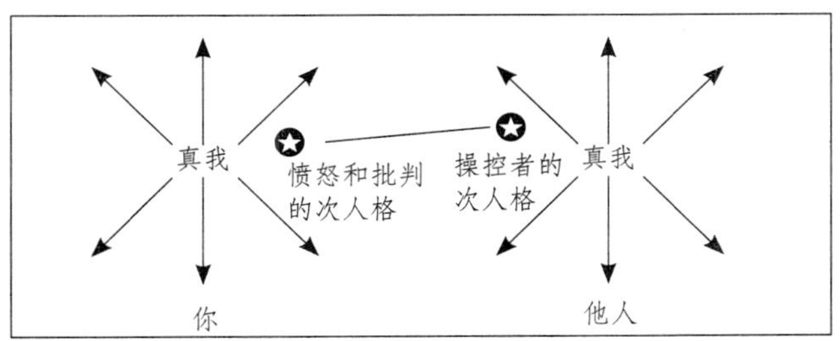

你的某个次人格杠上了对方的另一个次人格，很多婚姻就是在这种次人格对次人格的模式中，一胶着就是数十年。如何才能打破这种互动模式呢？解决之钥，就是宽恕。

宽恕是一种选择，这个选择使我们决定超越小我一成不变的批判角度；宽恕是一种愿心，这个愿心使我们愿意认出对方的负面行为只是代表他并没有和真正的自己同在，是他内心的畏缩和恐惧诱使他不得不借着种种负面行为保护自己。还不能宽恕的眼光，很难看出这些负面、迟钝的行为之下，隐藏着对尊重、协助、认同、安全感和爱的渴望。我们是如此习惯把他人当成白痴或废物，却对他的受限、不安、恐惧、需要爱、渴望关怀视而不见，因此，想要看穿那种心理模式，必须具备透彻的洞察力。

把所有愤怒、操控、麻木不仁等种种负面行为，看作是对方需要认同、尊重、安全与爱的渴望，这种想法彻底推翻了我们过去所学的处世之道。不过，有一个流传很广的故事恰好可以用来说明这个道理。那是从美国海军陆战队退役，到日本拜师的合气道高手泰瑞·道森[译注]的亲身经历，“温言软语，足以平息怒气”。这个故事彻底改变了泰瑞，相信你们也可以从中学习全新的待人处事之道。

译注 泰瑞道森（Terry Dobson，1938—1992）知名的美国籍合气道教师，这个“温言软语，足以平息怒气”（A Kind Word Turneth Away Wrath）的真实故事曾刊登在《读者文摘》，并为许多情绪管理课程所引用。

我人生的转折点发生在东京郊外的一列火车上。那是个宁静的春日午后，当时乘客不多，只有几个外出购物的家庭主妇带着小孩，一些老人，还有两个看似休假中的酒保正在研究赛车赛程。列车单调地在铁轨上行进，我心不在焉地凝视窗外飞驰而过毫无生气的房舍和灰扑扑的灌木丛。

列车缓缓地开进一个寂寥的小站，车门开了，月台上一阵粗鲁的叫骂声划破了午后的昏沉，一连串吵闹粗暴的咒骂声涌进了整个车厢。眼看车门就要关上，一个男子踉踉跄跄地跌进车厢，嘴里还不停地谩骂。那是个块头很大、酒气冲天、浑身肮脏的工人，双眼满布血丝，脸上堆满了仇恨和愤怒，嘴里嘟嘟囔囔，一挥手就扫到门边一名抱着婴儿的妇人的肩膀，妇人重心不稳跌坐在走道对面一对老夫妇的腿上，幸好婴儿没事。老夫妇跳了起来，惊慌地逃向列车的另一头，老太太脚步不稳往后倒，这粗人竟然抬脚要踢她，嘴里乱吼：“你这个老太婆，看我踢烂你的屁股！”谁知老太太躲开了，他那一脚落了空。醉汉恼羞成怒，猛地抓住车厢中间的扶手，企图把它扭下来，结果被金属割伤了，鲜血流了出来。一时间，乘客全都吓呆了，车厢里静得只剩下列车咔嗒咔嗒的声音。这时，我慢慢站了起来。

当时我很年轻，体格强健、身高180厘米、体重100公斤，已接受连续3年、每天8小时合气道的训练，练再久也不觉得累，尤其喜欢高难度的训练。我当时觉得自己很强悍，只差实战经验而已。我的老师是合气道的创始人，每天早晨都教导我们："合气道是一门调和的艺术。用合气道屈服他人的意志、壮大自己的小我，完全背离练合气道的目的。学合气道是为了解决冲突，而不是制造纷争。除非必须保护他人，否则严格禁止在公众面前使出合气道。"老师这一番话语重心长，我当然听进去了。我甚至曾经好几次刻意绕到对街，避开那些街头小混混，免得他们让我有练功的机会。不过话说回来，我还是梦想着有个入情入理的机缘，能够让我毫无内疚地保护无辜，现在，机会来了，我真是大喜过望，我的祷告应验了。我心想：眼前这邋遢的酒鬼不过是一头卑鄙暴戾的禽兽，他的存在对公众秩序绝对是个威胁，不将他轰出去，他一定会继续伤害他人。毫无疑问，这的确是必须出手的一刻，我心里的道德警察点了点头，绿灯亮了，我准备开打。

醉汉看见我站起来，用蒙眬呆滞的眼神打量着我，他扯开嗓门狂吼："啊哈！一个老外！需要来点日本式的教训！"我紧紧抓着头顶上的拉环，车子摇晃得厉害，我差点没站稳。

我回敬他一个冷漠而轻蔑的眼神，他几乎不敢相信我竟敢这样看他，他那醉成烂泥的脑袋里塞满了热炭，根本搞不清楚状况。我非把这个讨厌鬼赶走不可。他的块头也很不小、不好驾驭，但是他已经醉昏了，而我个子够高、受过严格的训练，还有冷静的头脑。他吼道："想来点教训吗，你这只笨驴！"我冷冷地盯着他，不发一语。他使尽全力准备攻击我。这个笨蛋，他永远不会知道回击他的是个怎样的人物。

就在醉汉将动未动之际，突然有人喊了声："嗨！"声音十分洪亮，简直震耳欲聋，但那声音带着一种奇特的愉悦和轻快，仿佛你跟一位老友一起寻找某个东西，而他先发现了一般。

我转身向左，醉汉则惊讶地转向右方，我们两个都同时将目光移到一个小老头身上。那是一位身穿和服的绅士，约摸七十多岁。他要找的不是我，只是愉悦地看着那名工人，好像要跟他分享一件重要而让人高兴的秘密似的。

"你过来一下，"老人轻松地用方言对着醉汉说，"到这儿来，跟我说说话。"他轻轻地招手，那醉汉好似被一条隐形线牵着朝老人的手势前去，他虽然已经醉得神志不清，但却犹豫着该不该走到老人身边。最后，他在老人面前停下了脚步，摆出一副挑衅的态势："你他妈的想怎样，凭什么要我跟你说话，你这老家伙！"他用力嘶吼，声音几乎盖过咔嚓咔嚓的车轮声。这时他正好背对着我，我看见他手肘微抬，好似随时准备出手。我心里想，要是他敢轻举妄动，就将他一击倒地。

老人依旧笑容满面地看着工人，看不出他有丝毫恐惧或恼火："你都喝什么酒？"他继续轻快地问着，眼睛闪烁着光芒，一副很想知道答案的模样。

“我喝清酒，该死的老头，”工人大声地说，“关你屁事？”

“哦，太棒了！”老人高兴地说，“真是太棒了！你知道吗，我最喜欢喝清酒。每天黄昏，我都跟我妻子，对了，她76岁了，温一小壶清酒，到院子里，坐在我祖父的学生为他做的长板凳上，一起看日落，看我们院子里的老树。你知道吗？那棵老树可是我曾祖父种的，我们很担心它，去年冬天来了一场冰风暴，不知道它挨不挨得过？柿子树是禁不起风暴的，虽然我们家这棵老树已经比我预期的还要耐得住风寒了，何况它还种在那么差的土壤里。反正，不管怎样，我们就是会带着一小壶酒到外面，倚着老树，享受每个黄昏，就算下雨也不例外！”他双眼发亮，满脸微笑，快乐地跟那个工人闲聊。

醉汉费力地听着老人说话，表情逐渐变得柔软，拳头也慢慢松开了。“是啊！”等老人说完话后，他拉长音说：“我也爱喝清酒……”

“是嘛，”老人面带微笑地说，“我敢说，你一定也有个好太太。”

“没有，”工人伤心地摇着头说，“我没有老婆。”他垂下的头，跟着火车的节奏静默地摇晃着。接着，令人吃惊的是，醉汉竟开始啜泣起来。“我没有老婆，”他哽咽而有节奏地回答，“我没有家，没有衣服，没有专长，也没有钱，现在我连睡觉的地方也没有了，我觉得好丢脸。”泪水从他的脸颊滚落，阵阵的绝望从他身上散发、蔓延开来。行李架上方正好有张色调亮丽的广告海报，宣扬着郊区的奢华生活，这强烈的对比真叫人难以忍受。顷刻间，我感到十分惭愧，我对自己身上的干净衣裳，以及那种自以为是的正义感觉得作呕，我连这个老粗都不如。

“哎呀！天哪！”老人极同情地啧啧感叹，语调仍不减一贯的轻快，“这真是个大难关，你要不要坐下来跟我谈谈？”

就在这时，我的目的地到了。月台挤满了人，车门一开，人群随即拥进车厢内。我避开人潮，走出车门，回头看了老人和醉汉最后一眼。工人瘫坐在椅子上，头枕在老人的大腿上。老人低头看着他，眼神充满喜悦和慈爱，还伸出一只手轻轻抚摸工人那肮脏无比、发丝纠结的头。

火车驶离车站后，我坐在长凳上回顾刚才的经历。我看见自己原先打算用武力完成的目的，被老人一个轻柔的微笑和几句温言软语给达成了。合气道创始人所倡导的“不争不斗，顺乎自然”的和解精神在这件事上展露无遗。我觉得自己既愚蠢又粗鲁，这件事让我真正领悟了练武的精神，也让我明白，无论是讲述合气道的大道理，还是实地去化解纷争，我都还有很长的路要走。

泰瑞的故事说明了一个事实，那就是，人只有在失控、无助、失去力量时，才会伤害、恐吓、威胁或控制他人。了解挑衅行为背后的心理动力，并不表示我们要模仿故事里那位老绅士的行为。坦白说，如果我在那列火车上，而且也看得出那个工人内心的痛苦及请求协助的渴望，我可能不会请他坐在身边，也不会试着去开导他，我会找一个就近的出口离开。容我再次强调，宽恕未必需要特定的行动，重点在于我们看待他人和环境的方式。能不能宽恕，影响到的是：我会因为火车上的场面感到愤怒，或是满怀同情？我会认定那个工人会伤害人，或是他正需要帮助？总之，我的内心对这个工人究竟是封闭或敞开的，这一切，全都取决于我的宽恕能力。

宽恕教导我们，在无情冷漠的外表下面，隐藏着一颗真诚的心灵；在罪无可赦的行为背后，也隐藏着一个珍贵的灵魂。纵使有些人的性格畏缩怕事、充满恐惧，不管怎么看都看不出什么内在的价值，但请放心，宽恕会帮助你洞悉真相的。

宽恕意味着我们愿意为自己的看法负起责任，愿意了解我们的看法只是一种选择，而不是无法改变的客观事实。你觉得眼前这个人是个浑球，或只是个受伤不安的人，请记得，决定之权，操之在你；稍早前攻击过你的人，究竟是一个暴徒泼妇，或只是一个受挫惊恐的小男孩小女孩，决定之权，也操之在你。对方内心那个受伤的、充满恐惧的孩童，应该为他的粗暴和轻率负责，然而，那不是他真正的自己。一旦明白了这点，你就无须因他人的恐惧、缺乏安全感或创伤而感到被冒犯，或经常处于防卫状态了。

请牢记，我们要原谅的不是暴力、冷漠或麻木不仁这些行为，我们要原谅的是人。我们原谅他们的无知、痛苦和迷惘。当你具备了清晰的洞察力，能够超越外在形象，看出一个人行为背后的深层动机，你就不会再时刻防卫，或经常被他人出于无知或恐惧的行为激怒了。改变自己看待问题的角度和方式，你的情绪反应必将跟着改变。

再请记得，无论引起你愤怒的是狱友、父母、男女朋友、配偶、教官、儿女，或其他任何人，紧紧抓着愤怒不放，是你自己的选择。每次面临选择时，请把我在第五章说过的一段话重新对自己说：怨恨就像手握火把，想要丢向他人，最后却烧到自己。

一天当中，请想想这句话：
今天，我愿把眼见的愤怒、迟钝、挑衅、敌意、愚蠢等，
看作是对认可、尊重、安全、协助和爱的渴望。

落实宽恕

现在，让我们看看如何在生活里落实宽恕这个观念。

请先试着想象以下的情况：

和你同一牢房的狱友最近很明显地愈来愈爱控制你，要求也愈来愈多，让你难以应付。事实上，他并未完全失控，也不是全然不讲理。虽然他不会因为你不顺从而伤害你，不过有时候他的确无礼又自私。为此，你向狱方提出申诉，但因目前实在看不出你有人身安全的顾虑，顶多是两人擦身时对方故意擦撞一下，所以狱方不考虑帮你更换室友。然而，你发现你的怒气已逐渐在消耗你的能量，脑海里不断浮现伤害对方的画面，而且愈来愈频繁。每当他颐指气使或奚落你，表面上你相应不理，但内心却怒火中烧，很想反呛他或揍他两拳。最后你还是忍住了这股冲动，让事情平息下来，可是维持不了多久，类似的情境又再度上演了。

是的，你可以选择不断陷入这种互动模式，任由室友的操控、苛求的次人格挑起你的愤怒和批判的次人格。其结果，每冲撞一次，你就难过一回，你发现自己愈来愈容易被激怒，情绪已经完全受到室友的摆布了。

还有另一种选择，一样请先想象以下的情况：

有人推介了一种叫作“宽恕”的观念，内涵跟我在这儿说的完全一样。现在，你要如何把“宽恕”实际带入上面那个情境呢？

第一步，你要下定决心实践宽恕，决心重新认识这个情境，用不同的角度看待整件事情。也就是说，你愿意切断被室友激出来的反应模式。

跨出熟悉的反应模式，是个勇敢的选择。我在第五章曾经提到，愤怒的确能够激发出力量，而且一个人如果总是处在被无理对待的情境，愤怒这种具有爆炸性的强烈情绪看起来好似一张保护网。但请牢记，如果你老是把愤怒视为力量和保护的来源，你将无缘认知真实的力量。说穿了，愤怒只会让你反复产生恐惧和无力感，因为你已不知不觉地将自己的力量拱手让给惹你生气的对象了。

现在，我们回到现实环境，开始练习“落实宽恕”。

即使到目前这一刻为止，室友在你心目中只不过是个____________

（请填入你对他的看法），但要宽恕他，你必须愿意看见________以外的他。你决定从现在起不再只看他的外在行为，因为他所有的麻木不仁或羞辱他人等负面行为，不过是代表他并没有和真正的自己同在。你愿意诚心看见室友的恐惧、不安和创伤，甚至还能看出他的恐惧是在渴望帮助、认同、安全、尊重和爱。你很清楚，在他逐渐形成操控与苛求的次人格的期间，这些渴望从未得到正面的响应。

你愿意越过肉眼看见的表象，全面而深入地了解室友，无论你看见他哪一部分，想要宽恕他，就必须肯定他的完整和圆满。你已经下定决心，即使你用肉眼怎么也看不出这个人的内在之光，你仍然乐于“无中生有”，愿意假定他的本质是睿智、明理，而且是善良的。你愿意看见光明，而不只是看见那遮蔽光辉的灯罩。这种眼光不是出自于“高人一等”或“批判”的次人格，而是源自于真实的你内在的平安、清明和慈悲。

我再强调一次，原谅室友不表示你一定要采取特别的行动，但如果懂得宽恕，你多半不会再用无谓的行动去强化恐惧和敌意。宽恕室友不代表你不能直接说出自己的看法和感受，也并非意味着你不能制止对方

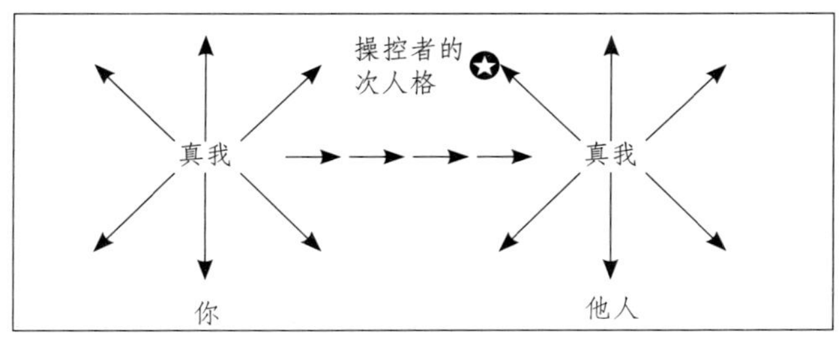

的作为，不处理眼前的问题；更进一步说，宽恕是表示你愿意超越他表面的作为，不再紧盯着他的问题不放，而且愿意以明智、专注、清晰的真实自我去认识对方的真我。

在你认真练习之后，最可喜的结局就是：室友觉得你毫无攻击性，也容易沟通了，他感受到此刻你跟以前不太一样；就算你直话直说，他也会愿意聆听的，你能不带谴责意味地告诉室友你对某事的看法。一旦他不觉得被批判，便会卸下心防，真心相待，以他的真我来回应你。这种真我之间的交流，是建立稳固关系和诚挚友谊的基础。多半的人际关系很少能时时维系于这一完美状态，不过，只要有觉察和宽恕的意愿，我们与人互动的经验由此清明状态出发的机会必会与日俱增。

然而，还有另一种可能，即使你更加坚定地由真实的自我去看待你的室友，日复一日地试着跟他坦诚互动，也试着认识他更深更广的生命价值，即使你的态度和上一段的情境完全一样，可是对方仍然把自己深锁于他根深蒂固的“恐惧”次人格里，始终心怀敌意，你该怎么办?

就内在心灵的层次而言，如果你真想让自己活得心平气和，享有基本的宁静，不受室友心情所扰或沦为他愤怒情绪的受害者，那么，你别无选择，只能继续宽恕下去。你每选择与对方的真我互动一次，你与自己真我的认同就巩固了一点。即使你的处境依旧艰困，然而，你每天学到的功夫，例如觉察和洞识、客观的眼光，以及不受干扰的态度，每分每秒都会帮助你摆脱受害者的处境。

倘若你要面对的处境十分紧张，的确不容易提醒自己记得宽恕对方，此时，你的小我绝对会希望你卷入冲突，为你的每一个负面反应找出合理的借口。面对令人恐惧的“坏蛋”，我们着实很难避免陷入恐惧的负面反应。如果你面对的人不断地挑战你心灵的平安（显然，监狱总是不乏这种挑战），那么，每天练习冥想、运动、放松、祈祷，或其他心灵功课就格外必要而且格外宝贵了，唯有如此，才能协助你尽量维持清明和自心的专注。在你持续专注于自心一段时日后，你甚至会发现，自己已经懂得同情其他狱友所经历的苦难（无论他本人是否承认那些苦难）。

一天当中，不断肯定：
我决心看见。

宽恕能帮你跳脱愤怒、内疚、谴责和辩护等纠缠不清的场景，它陪伴你面对自己最关键的问题，鼓励你正视恐惧的面目，培养清明的心智，与人建立健康的界线，必要时采取明确的行动；在此同时，你一刻都不会与真实的自我失联的。

在现有的人际关系里，无论引发你愤怒的对方是狱友、伴侣、守卫或任何人，宽恕绝不是一蹴而就的事。也许你能在瞥见真相的片刻之间原谅对方，但不到几分钟怒气旋即卷土重来。宽恕就像其他心灵状态一样，不会时刻不变，你只能一个片刻接着一个片刻，再接着另一个片刻地持续宽恕。每当你察觉自己又忘了宽恕，只需提醒自己，可以选择更明智更深入的方式来看待眼前的情况，你会发现，之前的反应不过是

“误解”，而你还有重新了解这段关系的机会。有句话是这么说的：“理解一切，就能原谅一切。”

宽恕让我们明白，我们可以不同意别人的看法，但无须关起心门，怀恨在心。宽恕能帮我们超越恐惧，不受生存机制的制约，以无畏的慧见打开新的选择领域，享受新的自由，使我们挣扎与奋斗的心得以安息。宽恕引领我们所至之地，平安成了常客，宽恕让我们看到自己真实的力量。

坦诚的言语沟通是宽恕的一部分

有许多情境，完全无须言语，就能达成真正的宽恕。然而，在所有互助合作的关系当中（不论是与狱友、室友或同事），想要促进宽容的氛围，清晰而坦诚的沟通是绝对必要的。无论成就一事，还是维持亲密关系，都有赖于言语沟通。尤其是在密切的互动关系里，双方如果有未说清楚的误会，偏偏又缺乏真诚沟通的习惯，都只是凭空揣测彼此的想法和感受，可想而知的是，愤怒、怨恨和挫折就在所难免了。

为了有效运用言语，促进宽容的氛围，我们必须厘清一些关键：

1. 觉察你真正的问题是什么；
2. 触及自己内心真实的感受；
3. 分享哪些想法和感觉比较有益；
4. 尽可能用清晰、不带批判的言辞说明这些想法和感受；

5. 沟通时，让真正的自己和对方的真我一起探索真相。

我的朋友杰克经常为了他太太没有分担家务而生气，后来他仔细探讨自己，察看潜藏在愤怒下面的情绪，他发现原来自己是因为没有得到预期的支持，而感到很深的失望和悲伤。有了这份新体认后，等他再次生太太的气时，他不再对她恶言相向，而是和她分享内心的失望和难过。这一次，他太太也不再像往常那般指控被他批评和误解，她静静地聆听杰克说话，并恳切地表示愿意夫妻同心分担家务。

倘若杰克不去察看自己深藏愤怒之下的痛苦和失望，也不敢冒着被拒绝或被误解的风险，试着用不责备的语气和妻子沟通，他们同床异梦的生活恐怕就无止无尽了。千真万确地，坦诚的言语沟通必能促进情感的联结，而不是造成情感的疏离。

练习

日渐清明

如果你正处在令你烦恼不安的人际关系之中，下列问题能帮你厘清真正的感受，让你面对真正的问题。即使你没有或者无法跟对方谈话，下面的练习也能帮助你更了解自己，看清当前的处境，而自我理解会让人感觉更自由。

看完下列句子时，无论你内心浮现出什么想法或感受，都请敞开心胸接纳它，写下每个问题的答案，完成后，请仔细思考你所填写的内容，这样做，你会受益无穷。

开始这项练习之前，请先轻轻闭上双眼，深呼吸几次。回想生活中经常让你生气或不安的状况（或任何人）。把这个对象或情境牢记在心，然后完成下列问题。

事情是这样的：________________________________。

事情其实是________________________________。

真正的问题是________________________________。

哦，真正的问题是________________________________。

可是，真正的问题是________________________________。

问题其实是________________________________。

利用每一个问句来填写空格，空格可以无限延长，直到你再也写不出答案为止。用同一问句反复探问自己，这种方式，可以帮助你找到真正的问题。我的朋友杰克在写下了五六个其他答案之后，才发现真正让自己心烦的，其实是因为婚姻不如预期的缘故。

想到这个人、这件事，我就觉得________________________________。

我感受到的是________________________________。

我真正的感受是________________________________。

我还感觉到________________________________。

我也觉得________________________________。

这个感觉下面隐藏着________________________________。

这个感觉下还隐藏了________________________________。

这感觉背后还隐藏着________________________________。

再慢慢深呼吸几次，向内探索，并完成以下的句子：

我害怕的是______________________________________。

我担心的是______________________________________。

我害怕的是______________________________________。

令我惊吓的是____________________________________。

我真正恐惧的是__________________________________。

我真正害怕的是__________________________________。

在这同时，请记得温柔、慈悲地对待自己。

我们前面谈过，想要脱离负面的互动模式，我们必须仔细思考，人际关系当中自己的底线究竟在哪里？现在，你既然已经体察到自己真实的感受，请仔细想一想，在这段关系里，哪些是你能够接受、哪些是你不能接受的？

继续思考这段关系或这件事，完成以下的句子：

我无法接受的是__________________________________。

我无法接受的是__________________________________。

我不能处理的是__________________________________。

我不能处理的是__________________________________。

我无法处理是因为________________________________。

我无法处理是因为________________________________。

为了接受事实，我需要做（假如有我需要做的事）________。

为了接受事实，我需要做________________________________。

为了接受事实，我需要改变______________________________。

即使针对同一个人、同一件事，在不同的时间做同样的练习，都不一定得到相同的答案。不管答案如何，如果那些都是你的真实感受，就安然接受这些变化。

承认真相也许很痛苦，但却是迈向宽恕不可或缺的一步。

宽恕父母：情绪疗愈的一大步

很多时候，父母是我们最难宽恕的对象，在漫长的人生当中，他们往往是头一个伤害我们的重要关系人，更糟的是，伤害多半发生在我们还很弱小无助、需要仰赖他们的时候。

也因此，在疗愈情绪创伤的过程中，宽恕父母是绝对必要的一步。跟任何情绪疗愈的步骤一样，当事人必须做好准备，并且要有清楚的意愿才行。如果你仍然对父母很生气，根本不想原谅他们，那就不必急于一时，最重要的是请温柔地对待自己，尊重自己的感受。不过，即使你目前还不打算宽恕，我仍然建议你读完“宽恕父母”这一节，或许你会从阅读当中找到重新看待亲子缘分的灵感，未来一旦派上用场，必能帮助你疗愈内心伤痕。此外，就算你觉得父母并没有特别需要你原谅的地方，也请不要跳过这一节，继续阅读下去会有意想不到的好处。

倘若你曾遭受父母虐待或遗弃，始终得不到你最需要也最依赖的人的爱和关怀，这些人性最基本的需求未获得满足，会让你感到愤怒、懊恼和失望，可想而知，即使你愿意试着原谅父母，仍会感到迟疑不决，“我爸那样对待我，我怎么能不生气！”“我妈那样对我，我当然会生气！”的确，你绝对有生气的权利。我再次强调，只要是你真实的感受，承认生气是很重要的；承认并处理当下的感受，正是治愈的第一步。

※※※　※※※　※※※

从与母亲相连的脐带被剪断的那一刻开始，我们的肉身即已成为一个独立的个体。成年之后，尽管我们表面上看来已经独立自主，不再依附于父母，但如果我们依旧对父母心怀愤怒、不满，可以说，精神上的“脐带”从来未曾断过，那是一条用愤怒、怨恨、内疚、羞耻和责备纠结而成的“脐带”。只要这条“脐带”不断，我们内心就会有一块永远“长不大”的地方，情绪和心灵的成长始终受到阻碍。抓着怨尤不放，我们成了童年经历的俘虏。

也许你愤怒的原因跟童年无关，而是起因于目前的处境，比如父母在你入狱之后就十分冷淡，甚或不闻不问，别说亲自探望，就连写信、电话联络都没有。或者从你入狱之后，你隐约觉得他们已经不要你这个亲人了。不管是哪一种情况，此刻，原谅父母是你非经历不可的过程；也唯有如此，这趟疗愈之旅才会更安稳、更有力量。

有些人不敢宽恕父母，认为宽恕会让自己再度脆弱，再度被父母利用，而让自己再度受伤。请牢记，宽恕父母，就像宽恕其他人一样，并不代表你不能处理现在的不公，也不代表你不能谈过去的不义，更不代表你必须咬紧牙关，明知心里不舒坦，还要和他们保持热络往来。倘若父母有精神暴力倾向，或者还戒不了某个瘾头，远离他们，才是关爱自己的作为，因为你自己也需要时间疗愈自己的感受。重要的是，宽恕能赋予你全新的力量，使你不再认为父母的负面作为都是冲着你来的，因为你已经不是当年那个只能默默承受的孩子了。

虽然父母年纪比你大很多，可能已经五六十岁，或七八十岁了，但他们内心或许仍然是个受伤的6岁孩童。想一想，一个受伤的6岁小孩，怎么有能力给予你所需要也理当拥有的爱、尊重和安全感呢?

要宽恕自己的父母，获得伴随宽恕而来的疗愈，你必须愿意从“父母已经尽力了”这个角度来思量。一个小时候被遗弃的父亲，必须铆足全力，才能跟儿女建立一段全然开放的关系；一个被愤世嫉俗的父母抚养长大的母亲，必须费尽心思才能成为有耐心又温柔的家长。要知道，你的父母是否准备妥当、是否愿意，或是否疗愈内心伤痛，不是由你来决定的。只有当我们放下不切实际的期望，不再期盼父母能摇身一变，成为我们所梦想的典型，我们才能真正原谅自己的父母。

暂停与思考

现在，轻松地做个深呼吸。想象一下：你的母亲回到了童年，推想一下塑造出她这种个性的因素，她的父母是否关心她、支持她呢？家人尊重她的感受吗？还是不理不睬，轻蔑对待呢？她的童年充满了惊恐还是幸福？对她的自我价值与安全感有何影响？她的父母是否为她提供了如何为人父母的榜样？

现在，在心里想象你父亲还是小男孩的时候，重复上述练习。设身处地想一想，如果你生长在他的原生家庭里，长大后你会变成什么模样？

现在再深入想一想：

思量你父母的童年经验，以及他们目前的情感和心灵成熟程度。试着这么想，或许，他们已经尽力了，并且还在持续努力中。你愿意如此看待他们吗？

为了宽恕，你必须停止指望父母，明明白白地看清，眼前他们实在没有能力“给”你一个好父亲或好母亲。唯有如此，你才能走出纠缠甚深的家庭戏码，用更深厚的同理心看待他们，看见他们也只是个受了伤的人。

放下期待

我要再次强调，宽恕父母的过程中，最重要的一步是放下自己的期望，不再强求他们给出无法给你的一切。也许你希望父母改变，也许你愿意积极协助他们转变，但无论如何，若想拥有心灵的平安，你必须放下期许父母达到特定状态的执着。倘若你还坚持父母应当给出他们根本无法给予的东西，哪怕是再小的要求，也会孳生出愤怒、怨恨和罪恶感。

暂停与思考

想一想，你希望从母亲那里获得什么，你可能期盼爱、接纳、亲情、认同、金钱等。在心里想象，你和妈妈在一起，同时请记得深呼吸。现在，你在心里告诉母亲，你希望从她那里得到什么，在心中跟她说：“妈（或用任何你习惯的称谓），我希望你给我__________和__________。”

写下你想跟母亲要的，愈多愈好，直到你再也想不出为止。再次深呼吸，感受你内在的完整与圆满，在心里跟母亲说：“妈（或用任何你习惯的称谓），我不再坚持你必须给我__________（亦即你刚才列出的项目）。”

现在，在心里想象你和父亲在一起，重复这个练习。

是谁在照顾你？

你必须从父母那儿收回爱护自己的责任，你是否愿意爱护自己、支持自己度过此生，这一抉择操之于你。倘若父母依旧健在，却无法给予你情感上的支持，你可以向其他人、你的真我，汲取你原本想要从父母身上获得的礼物和力量。

我必须再次强调，了解父母已经尽了力，并不表示你从此必须容忍他们的行为，也不代表你只能压抑着感受而不去处理问题。换句话说，心态上你要坦诚面对问题，但不必期盼父母能够改变。也许他们对你试图沟通的努力始终无动于衷，但请相信我，在疗愈亲子关系的路上，你已跨出了一大步。

假如他们对你的努力总是视而不见，你可能需要重新思考：有没有必要继续坚持分享你的真实感受？你明明在设法突破现状，但情况却愈来愈糟。这种时候，你反而要留意油然而生的挫折感，你必须懂得适时放弃尝试，至少现阶段先暂停一阵子。一般情况，你可以尝试跟对方诉说一次你的想法和感受，若遭遇阻碍，就请先放手。假如机会再次出现，你可以换另一种方式分享。倘若你已设法沟通了三次，却屡试屡败，那么请先搁在一边。既然对方尚未准备妥当，而你已经尽了力，坦然放下对彼此互动的期待，无疑是更成熟的做法。另一种情况是，对方的反应激烈，引起你更大的愤怒和痛苦，这种时候，请务必寻求你所需要的支持，或根据被挑起的负面感受进行自我疗愈。只要你真诚地沟通、积极地改变，就足以让自己感觉更自由，也更圆满。

练习
宽恕父母的一封信

现在开始，我们要给父母亲（或当年负责照顾你的人）各写一封宽恕的信。借着这封信，让我们诚实面对伤害，接受疗愈。请记得，宽恕之旅是从愿意“承认自己的真实感受”开始的，因此，如果你现在只感受到愤怒，那就只需表达你的愤怒。

这封信不见得要寄出，写信只是为了让你有机会表达自己真实的想法和感受。把事实和真正的感受摊开来，是疗愈过程里极重要的部分。但如果你打算寄出信，有一点很重要：请特别留意自己表达时的心态，千万不要再次陷入冲突和愤怒的恶性循环里。

※※※　※※※　※※※

以下是参与“情绪觉察课程”的学员写给父母的信。朗恩写这封信时，他的父亲已经不在人世了，然而写下一系列的信，却是他治愈过程中非常重要的一部分。

朗恩

亲爱的爸爸：

大约一个星期以前，我非常生气地写了一封信给你，本来今天早上还要再写一封的，想想也就算了。在我最需要你的时候，你这做父亲的却不在我身边，这事的确令我伤心极了。我不知道你有没有当爸爸的能耐。我所谓“当爸爸”的意思是给予我情感的支持、鼓励、指导和关爱，提供全天下当爸爸的人理应给予儿子的一切。我宁愿这么想——你对自己无法做到这一点也很失望吧。小时候，你不但拒我于千里之外，最后甚至遗弃我，以至于这些年来我总以为自己一定有什么不对的地方。可是，分明是你这个做爸爸的严重失职，我却将过错全部揽在自己身上。小时候我既漂亮又讨人喜欢，没道理不被你疼爱的。爸爸，我觉得你好可怜，你明明有9个漂亮的孩子，可是你却不能也不让我们陪伴你那乏味、悲惨的一生。你甚至没留意过我们的存在。我猜想你一定遭受过可怕的折磨，可是跟你在一起，我们也饱受煎熬。

我知道酒瘾夺走了你的一切。你死的时候非常孤独，直到咽下最后一口气，仍然认定这世界亏待了你。我一直认为自己对不起你，所以我不敢愤怒，也不愿有痛苦、悲伤、迷惘和其他种种感受。但是，现在我必须碰触内心的愤怒和失望，必须放下它们，我才能为爱腾出心灵的空间。我不想跟你一样，到最后一刻仍然痛苦，仍然心有不甘。我希望自己死的时候，所有的事情都已圆满了结。

我不再把爱我、接纳我、尊重我的责任放在你身上，我不再需要你给我这一切了。爸，现在我拥有我自己。我拥有自己耶！我说“拥有自己”，是因为以前我从未真正拥有过自己。以前的我，像你一样爱喝酒，成了个酒鬼；像你一样虐待女人；还像你一样，遗弃了我唯一的孩子。

爸，我根本没有一个可以让我学习如何成为男子汉的榜样。没有人教导我、指引我方向。我就这样长大成人，应该说总算在街头混大了。爸，我前大半辈子都在别的男人身上寻找爱，希望他们接纳我、认同我。我依靠过一个老男人，他夺走我纯真的一切，但是我没离开他，因为至少他会关心我，给我“爱”。我学会用我唯一知道的方式跟他人接触。我用肉体换取爱，结果只是更加困惑、更加孤独和苦闷。在我深陷害怕、绝望和孤单时，我总是假装自己拥有一切。可是，我再也不想为爱出卖自己了。现在，我知道自己值得被你爱、被你接纳，也明了我能够给自己爱，我不再糊里糊涂地想从他人身上得到爱和接纳。实际上，他们真正感兴趣的只是跟我上床而已。

你知道我心里装着多大的愤怒吗？但是，我却只能将怒气发泄在无辜的人身上，我轰掉了别人的脑袋，连旁观的人也严重受伤，所以我入狱了，这是我罪有应得。感谢上天，目前我正在疗愈自己的暴怒。我已经不再酗酒了，现在的我头脑清晰，不再逃避现实。我必须面对自己，学习用健康的方式求助。这是我有生以来，第一次觉得自己是个可爱、讨人喜欢，却容易受伤的人，只不过前半生坎坷了些。我当了大半辈子的受害者，我不想再像个该死的受害者那般过活。我有机会摆脱过去，我想要自由，我要快乐，不想再沉重度日，我想勇敢踏上我的生命旅程，好好地爱人，活出真正的无畏和平安。

爸，如今就算没有你的指导，我也能成为一个男子汉。很遗憾你未曾拥有这样的机会。无论如何，我都爱你，爸，我正努力原谅你和我自己。

再见了，爸

你可爱的儿子　朗恩

※※※　※※※　※※※

雷伊写这封信时，他的母亲已经不在世上，他在信中和母亲坦然说起一些难以启齿的过去。难得的是，他还能设身处地去设想母亲的难处，也没忘却她的抚育之恩。

雷伊

亲爱的妈妈：

对于你和我们之间，还有我们生活在一起的一切，我一直有好多想法。我祈祷你和爸现在可以团聚在一起，在另一个世界里相爱。爸在世时一直好想你。即使你过世了，但你依然是他坚持活下来的原因。

回想昔日生活中的种种，我才发现自己跟你有多像。看来我们许多的好恶爱憎都是相同的。不过令我困扰的是，其实你有很多坏习惯伤害了我。我记得你会因为一些很琐碎的事，譬如嚼东西太大声而突然大发雷霆、歇斯底里地破口大骂，这种芝麻绿豆的事，根本不该引起你那么强烈的反应，因为我还记得，大事临头时你一向都很镇定，譬如1971年那场大水灾，就没冲走你半点冷静。我发现自己也是这副德行，不过，我认为这不是遗传，而是从你身上学来的，你则是从外祖父那儿学来的。你对我的影响好大，可是以前我对这点浑然不觉。这些道理我到现在才懂，我感觉自己成了全新的人，现在总算知道什么是感受、什么是爱，怎样才是活着。

妈，我希望你知道我爱你。如果你不知道的话，让我现在告诉你，我爱你！此时此地对我最重要的事是，我已经原谅你了。你可能会说："我做了什么事情要劳驾你来原谅我？"也许我得举几个例子，虽然这样做真的很痛苦。你还记得你对我发过多大的脾气吗？你曾经把我摔在地上，猛踢我的胸膛。我知道你老早忘了这件事，因为你直到断气都没承认这件事，但我的确记得你是怎么把我当条狗一般用力猛踹的。还记得你曾跟我说，你多么希望没把我生出来吗？这事你可能早就没印象了，但我还记得。还有我被车碾过的那次呢？妈，当时我才18个月大！一个18个月大的小娃儿怎么会自己上大街？那些痛苦直到现在我都记得，唉，我记得的事可多着呢。我想，你现在应该能了解这些事对我的伤害有多大了吧，直到今天，它们还深深地影响着我。现在，我该是重新开始的时候了。真希望你就在这儿，听我诉说这一切。不过你已经不在了。就算如此，我还是能宽恕你，重新看待你。也许你现在听得见我的心在哭泣，也许你现在能感受到我的痛苦。妈，我原谅你了，如果我说这些会让你难过的话，也请原谅我。我只是觉得必须说出来。

妈，你可能是从外婆或外公那儿学到了坏脾气，而他们也是从他们的父母那里学来的。爱孕育爱，恨孳生恨，暴力助长暴力，叫嚣衍生叫嚣，付出培育付出。你明白我想表达的吗？那就是抚养我长大的模式，这个模式塑造了我，应该说它塑造了以前的我。妈，我正在进步，一天一天地变成一个崭新的自己。我渐渐找到真正的自己，真正的雷伊，他不是那个被你造出来的人子，他是上苍赐予的孩子。

这段对话也许会让我们俩心里都难受，好像过去的什么死了一样。但死亡是重生的开始，而重生可以带来平安。我祈祷现在所做的这一切能将痛苦和伤害抛到脑后，开启新的生命。妈，新的生命已经展开了。

献上我所有的爱

雷伊

※※※　※※※　※※※

罗夫在写给母亲的信中，指出不论遭受什么限制或阻碍，自己和母亲都已“尽了力”，基于此，双方于是都有疗愈的可能，而这点正是宽恕的关键。

罗夫

亲爱的妈妈：

我写这封信是要告诉你，我爱你。我想让你知道我现在很平静，还想告诉你，这是我有生以来第一次“真正看见你”，我看见你的痛苦，感觉到你受的伤害，我知道你一直尽力给我你所能做的一切。我希望我们俩别再为过去掌握不了的事内疚了。过去的26年，我们把大半的时间浪费在罪咎、怨恨、愤怒和悲痛里头。很抱歉，我曾愤怒地谴责你。你知道的，妈，我那时才7岁，根本搞不清楚到底是谁的错。我只想和你回家，可是却不能回家。7岁的我，根本就不知道除了你，我还能听信谁。对我而言，你就是老天爷，我以为你可以做任何你想做的事，我不知道你也有办不到的时候，于是我紧抓着受到排斥的痛苦不放。就算我已经33岁了，情感上我却仍旧停留在7岁。我为你感到难过，就如同我为自己难过一样。我不希望你再愧疚了，这一切全都不是我们的错，我们彼此都尽力做了所有我们能做的事，也都为了彼此好才做那些事。我原谅你了，妈，不过，对我来说，更重要的是你要原谅你自己，我希望你心中也有平安。唯有宽恕，我们才能找到平安。

爱你的　罗夫

当你回想自己和父母的关系时，也许你会觉得需要原谅的人其实是自己。但是请记住这点，无论你小时候做过什么事，无论那时他人说你有多“坏”，最重要的是，你要记得那些打骂、冷漠或忽视并不是你的错。如果你想获得疗愈，一定要记得，以你当时的认知能力，相对于那一刻所感受到的恐惧而言，你绝对已经尽力了。

很多父母把自己的不快乐怪罪在小孩身上。我就有个朋友从小到大不断听见她妈妈抱怨，“要不是你，我跟你爸不知会有多快乐”，因此，她的疗愈需要从原谅自己开始，她必须明白，自己不必为母亲的不快乐负责。在持续疗愈的过程中，她不断感受到对母亲的愤怒，经过很长一段时间，她才能原谅母亲这种让她长年背负罪恶感的行为。

还有另一种情况，你可能会因为成长过程未听从父母的善意提醒和建议，而自觉需要宽恕。你会觉得自己不成才，让父母失望。但过去的已经过去了。当前的问题是你要从经验里汲取教训，才不会辜负自己。如果你属于这类情况，我鼓励你写封请求原谅的信，写完之后，寄不寄都行。总之，父母是否原谅你是其次，重点在于你是否接纳、喜欢和关爱自己。

杰斯

亲爱的妈妈：

我真诚地跟你道歉，请你原谅我犯的所有过错，原谅我留给你的一堆烂摊子，原谅所有我该做却没做的事，原谅我让你失望的一切，也原谅我没听进你的苦口婆心。我现在回想这一切，才明白当初要是听你的，我就不会沦落到这个地步了。希望你能看见我的真心，了解我是真心说这些话的。我爱你，直到永远。

你的儿子　杰斯

塔德

亲爱的妈妈：

我一直想告诉你这件事，但理智和虚荣心却不允许我这么做。妈妈，对不起，我不仅没有变成你期望中的模样，甚至还走错了方向。我误入了歧途，很遗憾我带给你这么多伤害和痛苦。只希望你能原谅我的顽固，原谅我没听进你的话。

我知道错了。多希望你会留在我身边，继续支持我往新的方向前进。

爱你的　塔德

治愈与过世的父母之间的关系

假如你过去和双亲的关系纠纠结结，痛苦不堪，却又来不及在他们过世前疗愈彼此的关系，你一定非常遗憾错失了与他们和解的机会。现在，请回头看，就当时你们所处的状况而言，要求你那时就懂得宽恕，未免太严苛了。请永远记得，温柔地对待自己，是宽恕不可或缺的要点。

换一个角度看，父母既已过世，在他们生前，你们的关系固然极为痛苦，他们离开人世应该会让你感到如释重负。你可能会认为："这段痛苦的关系终于结束了，我再也不必应付他们了。"不过，话说回来，如果你们之间的"未竟之事"没有了结，即使他们已经不在人世，那些事依然会影响你的人生。

不管你如何看待双亲的死亡，也不论他们在世时你们相处得如何，此时此刻，你都有机会重新疗愈你们之间的关系。

你绝对能够原谅他们。只要你愿意，你就做得到。

根据我的经验，我们确实能够在心里跟已过世的父母完成深度的疗愈。每次我带领宽恕工作坊，结束前都会引导大家作一段“宽恕观想”。学员要选择一个令他生气或怨恨的对象，而且必须是他愿意试着宽恕并疗愈彼此关系的人。我鼓励学员在观想时邀请那个想要宽恕的对象，一同进入他在心里准备好的一片安全之地。

在我带领这个观想时，常有学员开始时选择了一位健在的亲人作为宽恕的对象，结果出现的竟是已过世的亲人（通常是他过世的父亲或母亲）。这类会晤经验为宽恕带来双重的疗效，学员聆听已故亲人的心声，了解对方的感受，学到如何同理他人的经验与观点，这不只帮他了解自己的伤痛，也让他知道如何去面对这一伤痛，使他在情感层面获得很深的治疗。

无论你的父母是否健在，倘若你愿意敞开心胸，尝试治愈双方的关系，请练习以下的宽恕观想。

练习

宽恕观想

请先调整坐姿，让自己觉得舒服自在，轻轻闭上双眼，细长而深沉地呼吸几次。吐气时，感觉身体和头脑的紧张随之释放。重复几次这个步骤。

现在，想象自己在一个安全、舒适的地方，可以是你曾经去过的某处，也可以是你在心里造出来的秘密花园。看看这里的一景一物，感觉这里多么平静、安详。在这里，你感到非常舒服，非常放松。吸气时，感受内在宁静的力量。现在，回想那个让你愤恨难平的人，也许是你的父亲、母亲、某个旧识，或你现在每天都得见面的人。请在心中细细观想出此人的影像。再深深吸一口气，感受内在的力量。吐气时，释放所有恐惧和焦虑。

现在，邀请你刚才想到的对象，请他进入这个安全之地。吸气时，感觉你自身的圆满无缺，在心中抬起眼来，仔细看着这个人，现在想着他，倾诉你未曾说出口的想法和感受，带着你的愿心和勇气，和他分享你真实的感受……

当对方开口时，请仔细聆听那些从来没机会说过的话，所有来不及表达的感受，你的心是开放的，你有无穷的耐心，仔细听对方的每一句话，听听他们真正要表达的，放下所有的谴责和批判，放下紧抓憎恨不放的傲慢。

深深吸一口气，感觉你自身的圆满无缺。抬起眼来，看着他们的眼睛，释放你的恐惧，也超越他们的恐惧，真正看见他们。放下憎恨的重担，让自己宽恕对方吧。放下批判，超越对方的过失与错误，以清明透彻的眼光，看到他们的完美和圆满。

现在，缓缓抬起眼来，再看着他们的眼睛，让横亘在你们之间的问题慢慢模糊，慢慢消失不见。再次吸气，感受自己内在的力量。如果你有话想对这个人说，现在是你说话的时候。

现在，放下过去，看着对方，就像刚刚认识他一样。这一刻，你们认识彼此真实的自己，此刻，你们都自由了，轻轻道别，目送他离开……

接着，将这份宽恕的心境延伸到自己，放下病态的罪咎、自责，放下自我批判，在心中腾出一片小天地，迎接自己，敞开心欢迎自己归来。你值得爱，你的心是开放的，充满爱的力量，充满生机，你觉得愈来愈自由。

现在，准备张开双眼，慢慢回到这里。准备好时，张开双眼，回到生活里。

“宽恕观想”可以帮助你疗愈任何关系。在学习宽恕他人的过程中，我建议你经常练习这个观想。

只要你越加深入爱的心境，你的宽恕就越显得真诚，而且习惯成自然，你会更常感受到圆满和平安。

千万记得，在练习之初，由于过去积怨太深，宽恕的心境并不会一直维持不变，你可能在前一分钟原谅某人，后一分钟又因为突然想起某句话或某件事而再次勾动怒火。通常是这样的，你越强壮，越是疗愈得够深，你就越有能力让更深更隐晦的愤怒浮现上来。请记住，宽恕既不是成就，也不是拼命维持不坠的境界，而是持续不断的过程。在这过程中，请温柔地对待自己。你和父母之间尚未了却的心事，或是生活中尚未化解的心结会不断浮现，这些都是为了你的疗愈前来的。

你是要继续自囚于恐惧的黑牢，还是宁可离开这黑暗之乡，走进宽恕带来的光明？你知道，决定之权操之在你。

要在愤怒当头宽恕他人，谈何容易？但如果我们真心想释放自己，真心想要疗愈内心的伤痛，让生命不再如一摊死水，就必须学习宽恕。唯有真正学会宽恕，清明、慈悲和智慧才有机会进入我们的生命。

一天当中，常常想一想：
我决心看见。

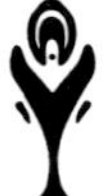

14 心灵觉醒：找回更大的力量

亚尼的分享

我们每个人天生都是具备“心灵”的个体，因此，随着身体、情感和心智能力日渐成长茁壮，如果我们同时也能深入认识这与生俱来的心灵特质，这一生就一定活得更有意义。遗憾的是，社会上一般的现实生活，多半忽略了心灵层次的需求，只是一味追逐名利，“声色犬马，酒色财气”成为普遍追逐的另类偶像。事实上，我们来到这个婆娑世界，并不是为了崇拜这些“伪神”，更不是为了活出小我；生而为人，我们是为了发掘“全人”存在的真正意义。诚如哲学家海德格［译注］所说

译注 马丁·海德格（Martin Heidegger，1889—1976）德国哲学家，在现象学、存在主义、心理学及神学有举足轻重的影响。认为现象学的意义就是设法让事物替自己发言，唯有不套用我们现成的狭隘概念，事物才会向我们彰显它自己。他放弃了西方哲学传统严密的逻辑语言，用诗般的语言批判欧洲传统的理性、主体性、人类中心论等思想，建立自己的“存在哲学”。

的："人之所以为人，不在于此身之为物，也不在于此生之历程；人的存在是一个机会，让那不可知的绝对境界透过他而得以彰显。"

全然开放的真我

为了让大家更了解人的存在价值，我再用下面那个大家练习过的图表来作补充：仔细瞧瞧，图中四分五裂的小我，周围有非常明显的界线，这些界线不仅局限了小我本身，也封锁了它对外的交流；而位于图表正中央的真我，则完全没有疆界，超越了性格和肉体的种种限制，因为全然开放，而得以与天地万物相契相融。

一旦与真我产生联结，以心灵为师的生命之旅便由此展开，立身处世有了一定的准则，对天地造化保持更开放的胸怀，因而也更懂得宽恕和体谅。从此，我们不再畏惧真实生活的挑战，即使必须在孤绝的监狱里待上几个月甚至好几年，你再也不是孤零零地独自一个人承受这一

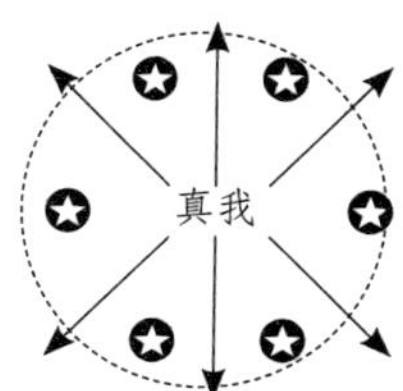

切。神学家田立克［译注一］将这种心境形容得如此美妙，他说："我想告诉那些对生命始终抱着敌意的人，生命总是接纳你，把你当成它流离在外的骨肉一般爱着你；即使命运看似要摧毁你，其实它的本意是但愿与你合二为一。"

即使这一生的际遇风雨飘摇，阴晴不定，愿我们仍然能心系于真我，并保有感受"造化有情"的能力。如果我们和真实的自己失去联系，感受不到造化的恩泽，必然会把自己看成黑暗森林里一只迷途的羔羊，心中充满了恐惧，分分秒秒处于备战状态。

13世纪的心灵导师鲁米［译注二］说过一段明确有力的话："这个世界上有一件事是你绝对不能忘记的。就算其他事都忘光了，只要那件事没被你抛在脑后，你就不用担心；反之，即使看起来事事圆满，你若忘了这件事，就等于你什么都没做。你就像国王派去外国执行特殊任务的使者，到达目的地后，即使做了一百件其他的事，但如果没有完成国王指派的任务，就等于你什么都没做。每个人来到这世间，都有一项特定的任务待完成，这个任务就是生命的目的，没有执行这项任务，无异于

译注一　保罗·田立克（Paul Tillich, 1886—1965）德国布雷斯劳大学哲学博士、哈雷大学神学博士，并在德国境内多所大学任教，1933年纳粹上台后，受到政治庇护前往美国。1940年入美国籍，曾任纽约协和神学院、哈佛大学、芝加哥大学教授。首先提出宗教是人的"终极关怀"，被认为是美国的存在主义代表人物。

译注二　鲁米（Rumi）13世纪波斯伊斯兰教诗人，也是当代的法学家、神学家和苏菲神秘教派代表人物。

白白走了一遭。”

古往今来所有的心灵导师都告诉我们同一件事，来这世间的目的无他，纯粹是为了与我们的真实自性结合。《西藏生死书》的作者索甲仁波切［译注］也有一段类似的话，他说：“国王派遣我们来到这个陌生、黑暗的国度，其任务就是证悟和体现我们的真实本性。但我们要如何找到心灵和内在的声音？我们究竟如何才能找到这些宝藏？我们要如何与转化和疗愈的力量衔接？很简单，只有一个办法，那就是亲身去体验这趟心灵之旅。”

心灵成长虽然是每一个人内在的需求，但这条心灵幽径只会为愿意追寻它的人开放。找到这条路的方法有很多，比如参加宗教活动，阅读心灵励志典籍，或者是透过冥想、祈祷、服务他人，也可以跟随心灵导师修持等，你可以选择适合自己的方式，去亲身经验这趟心灵旅程。每一条路都能够指引你发掘深藏内心的瑰宝，让你觉察到爱、圆满和心灵平安。就如心灵导师说的，只要我们全心全意寻找心灵的本质，就等于进入了国王指定的国度，圆满完成被差遣的任务。

译注 索甲仁波切（Sogyal Rinpoche）出生于西藏，1971年到英国剑桥大学钻研比较宗教学，1974年开始弘扬佛法。为繁复的现代世界发展出一套解说西藏佛法要义的方法。

心灵的成长

“情绪疗愈”和“心灵疗愈”的关系极为紧密。情绪的疗愈能够为我们开启一条通往内心深处的心灵之路，因此，倘若完全忽略情绪疗愈层面的功课，而只是一味关注在宗教信仰及其带来的心灵保证，纵然短期内有所转变，也会像昙花一现，那是因为“速成”的蜕变根本无法避免褊狭执着的弊害。缺乏了正向情绪的有力支撑，一旦面临现实的挑战，很快就会后继无力。

严格说来，这种“狱中悔改”的修行模式，出狱后一定很快就被抛到九霄云外。假如我们一心只想拥抱光明，却不愿老实面对黑暗，不愿穿越痛苦、否认、愤怒和自我憎恶等的负面情绪，也就是说，不愿落实情绪疗愈的功课，仅仅追求宗教层面的心灵抚慰，不可能为我们带来真正的疗愈，充其量不过是逃避现实的借口。作家罗伯凯克是这么说的：“我们自身就是我们该负责照顾的宇宙一角，只要守住这一角，用爱和肯定来浇灌它、厚植它，我们自会发现，天堂就在此地。”

脚踏实地修复昔日伤痛的同时，请试着慢慢培养心灵生活，你就能够把内在的光明带到黑暗前，体验那前所未有的自我理解、慈悲和安慰。

培养心灵生活

乍看之下，监狱像极了心灵的荒漠，然而，如果你缓下来仔细端详四周，这些层层的关卡、高墙或围栏，有哪一样能阻挡你和心灵的联结？说真的，心灵和你原本就紧紧相系，就像呼吸和心跳，它们从来不曾与你分离。

过去你也许从未留意什么是“心灵生活”，其实很简单，只要敞开自己，诚心投入，你就能够开启通往深层疗愈的心门。心灵一旦获得某种程度的疗愈，必能带给你一种深沉的爱和安全感，足以支撑你度过最艰困、最黑暗的时光。

不管选择哪一种方式来培养心灵，你可能仍会质疑它的成效。现在，试着假设一下：即使不曾预想举重有哪些好处，只要持续练习，久而久之，肌力一定会增强。同样地，就算一开始你并不相信祷告、冥想、阅读、参加课程，或者心灵修炼能带来什么转变，但最后你会发现生活已在不知不觉中变得更美好了。

如前所说，培养心灵生活的方式很多，没有一种方法适用于所有人，因此，你必须选择最适合你自己的方式，只要诚心寻找，你必会找到符合自己需要的法门。我在此提出几种方法，它们有助于你提升某一心灵层面，也就是你内心最深最好的一面。

祈祷

每个人都用自己的语言祷告，但没有一种语言是上帝听不懂的。

——艾灵顿公爵［译注］

祈祷和所有心灵法门一样，只要虔心投入，就能带给我们深度的变化，不论是环境的转换、新信念的建立、疗愈的奇迹，或是平安的心境。祈祷可说是心灵的特效药。即便我们独自祈祷，我们也不是一个个孤苦伶仃的人——我们原本即是融入整个造化的一体生命。

祈祷等于给我们一个机会，以自己的方式求助，或表达谢意，或坦承过失，聆听安慰而获得鼓励。从此，我们的生命不再属于我一人，我们也不必逞能地独闯天下。透过祷告，我们邀请“更大的力量”进入我们的生命，在它的指引下重新踏上正途。

宇宙当中蕴藏了支持你的巨大力量，不过，除非你“想要”这份更大的力量，否则你不可能领受到它的生生不息。邀请它吧！如果一次的

译注 艾灵顿公爵（Duke Ellington，1899—1974）美国作曲家、钢琴家以及爵士乐队首席领班，对美国音乐极富影响力，曾获得普利兹（音乐类）奖。“公爵”是小时候的绰号，成名后，人们还是这样称呼他。

叩问未能立即得到回复，千万别放弃，继续叩问，你终会听见的。

倘若我们久久才祷告一次，多数时候却完全不记得有这回事，那就不足以体验到祈祷的真正力量。《我们都活在心牢里》的作者罗佐夫说：“一次的冥想、祷告或与上帝交谈，的确是伟大的第一步。不过，这就像你读了世界名著第一页大为赞叹：‘对，这是本很棒的著作！’然后就束之高阁，如此做，无异于坐失深入修炼的良机。我们必须时刻提醒自己，尽己所能地一次次加深这些信念，纵然狱中压力重重，你依旧可以坚持这些信念，让修持落实在日常生活当中。”

不同的宗教门派有不同的祷告方式，任何一种都有助于我们重建心灵力量，与万有本源联结，其中，我特别推介下列4种。

一、祈求

酗酒和吸毒一类的上瘾症，其疗愈的转折点在于承认“自己的确生病了”这个事实，并且承认无法只靠一己之力获得痊愈，从而开始寻求协助。真心祈请协助，需要谦卑和勇气，因为祈求意味着我们确实愿意改变自己的生活，愿意改变自己的心态。如此的虔诚祈祷，协助自然到来。

你当然可以祈求你想要的东西，但请记住，祈求外在世界改变的同时，也要祈求内心世界的转化。一位导师说过：“祈求，必须往内心深处求。”祈求它帮助你做正确的事，祈求它给你全新的理解，祈求明白自己受苦的意义，祈求获得治愈的勇气，祈求领会最深刻的平安；祈求自己能洞察世事，穿透每一个人身不由己的伪装面具，看到底下那纯良神圣的内在；祈求自己在任何处境都能以至善为目标，祈求我们的一念一行都能为爱服事。

上天啊！请帮助我们改变，改变我们自己，也改变世界，请让我明白为什么需要改变；请帮助我面对过程中的痛苦，请帮助我感受改变所带来的喜悦，帮助我勇于踏上这未知终点的旅程。阿门。

——迈克尔·陆尼［译注］的《祈祷树》

求赐我安静的心，泰然接纳我所不能改变的事物；
赐我无限勇气，毅然改变那有可能改变的东西；
并赐我智慧去分辨这两者的差异。

——宁静祷文

你们祈求，就给你们；寻找，就寻见；叩门，就给你们开门。
因为凡祈求的，就得着；寻求的，就寻见。

——马太福音

译注 迈克尔·陆尼（Michael Leunig） 澳洲著名漫画家。个性内向、温和，作品却展现出锐利、诙谐、敏感、深邃的风格。于1960年左右开始漫画创作，作品散见各类媒体。除了《祈祷树》（*The Prayer Tree*）之外，另著有《祈祷文》（*When I Talk to You*）。

暂停与思考

外头的世界，你想要什么？

内心世界里，你想要什么？

试着列出清单，然后向上天祈求。

二、与“更大的力量”交谈

祈祷能够赐予我们与内在“更大的力量”一个交谈的机会。静静地坐下来吧，认真地和这个“更大的力量”谈一谈，特别为它挪出时间，敞开心房，接受指引。打开渴望改变的愿心，邀请心灵的力量进入生活，让我们有机会焕然重生。祈求它指引我们如何成为更好的人，如何成为更有爱心的丈夫、妻子、朋友或父母。祈求它的指引，让我们懂得什么才是最好的生活方式，如何活得既有尊严又有智慧。祈求它的指引，让我们明白如何让服刑的日子发挥大用。慢慢来，脚踏实地真心与“它”交流。这项内在工作远比外在任何事物更重要。

想一想，有一位睿智慈爱的长者准备来探访你，他不仅欣赏你，而且爱你。他就要来了，你会拒绝这位贵客，自顾自地看电视打发时间吗？这样的爱，此刻就在你身边，去找，你会找着。花一点时间回访，向它倾诉心底的话语，提出你的困惑，坦白说出你的想法。然后，仔细聆听它的回答。

暂停与思考

接下来的一天，请试着抽出时间祷告，与内心“更大的力量”交谈。如果你不相信“更大的力量”这回事，可以想象自己在一个绝对安全的地方，遇见一位充满爱心、慈悲又睿智的长者，他非常高兴见到你，并且乐于指引你，解答你的疑惑。时时刻刻都请记得要缓缓地呼吸，全然敞开自己，接受他的爱和仁慈，让他知道你的想法，仔细聆听他的指引。想象他会随时随地帮助你。不要忘了，你越仔细聆听，就会收到越多的指引。

三、感恩

目前的你，经历了那么多的失落，弄不清楚还有多少痛苦要处理，不仅这些，每天还有一堆不断发生的倒霉事摆在眼前，现在，竟然要练习“感恩”，这会不会太过分了？是的，看起来的确过分。但话说回来，即使需要我们绞尽脑汁才想得出三两桩值得感谢的事，我们依旧不能放弃，只因为感恩我们所拥有的事物，乃是深入心灵最强最有力的祷告方式。有位圣者说过，感恩是我们唯一需要的祈祷，它能提升生命，带来转变，高举我们，让我们离开黑暗的泥沼，看见生命的光辉。喜乐也好、痛苦也罢，都值得感恩。要知道，感恩是一种慷慨的姿态，需要一定的成熟和宽容才做得到。感恩能吸引更多恩典进入我们的生命，让我们更清明，可以发现更多值得感激的事。

暂停与思考

你想感谢的人事物有哪些？

试着列出清单，表达你的谢意。

四、心轮呼吸祈祷

一般人所知的“祈祷”，多半是在特定的场所和时间进行，比如教堂和睡前祷告，现在，你不妨尝试无须特定时间地点的“心轮呼吸祈祷”。这是一个能够充分融入日常生活的有效修持方式，你所选定的祷词可以和手边正在做的事情完全合二为一。也因此，即使忙得像陀螺，完全抽不出时间专程祈祷，你仍然可以在一呼一吸间随时祈祷。练习时间因人而异，一个整天或一天当中的某些时段都可以。

方法很简单，我分成三个步骤说明。

1. 首先，选一个简短而有心灵观念的句子作为祷词，祷词内容可以包含一个或数个观念，但长度不要超过10个字，以便能够在呼气或吸气间默念完成，无须刻意控制呼吸的速度，自然呼吸即可。

2. 在心中默念祷词，同时，想象吸入的气进入心轮（心轮在心脏附近，位于胸腔的正中心，你可以把它当作“心灵的心脏”）。呼吸时，祷词随着气息缓缓进入心轮，然后，随着气息慢慢吐出。

祈祷的重点是爱、疗愈、你的信仰对象，或者就是“更大的力量”。你可以直接引用你最熟悉的祷词，当然也可以自己撰写。举例来说：

（吸气时）上天啊，祈求让我成为

（吐气时）缔造和平的工具

（气息随着呼吸进出心轮，同时，重复这句话）

或者

（吸气时）愿众生平安

（吐气时）愿众生喜乐

（气息随着呼吸进出心轮，同时，重复这句话）

或者

（吸气时）愿我明白本性的

（吐气时）力量和善良

（气息随着呼吸进出心轮，同时，重复这句话）

3. 练习心轮呼吸祈祷的那一天，请记得配合呼吸的节奏，在心中反复默念祷词。练习一段时日后，呼吸祷词自然会浸润到更深层的意识里头，随时在心中浮现。久而久之，无论是在排队或只是四处走走，你都可以下意识进行心轮呼吸祈祷。

威利的分享

我经常参加礼拜，而且每天早晨起床后都会祷告。我祈求它帮助我所爱的人，祈求它指引我，并在祷告中感谢它为我所做的一切。每当我因为跟别人冲突而感到生气或沮丧时，我就向上天祷告，请它透过我承行它的旨意。这么做往往能给我灵感，启发我找出解决冲突的办法。这些灵感和启示有时会从我脑海中自然浮现，有时则是他人的一句话，有时候是在当天所阅读的《圣经》经文中发现解答。无论哪一种方式，我的祈祷总是得到响应，虽然不见得是我预期的答案，但的确是我需要的方向。

冥想

第10章已经介绍过“观照的冥想”，现在之所以再多谈一些，是因为冥想的益处实在很大，它开发了我们沉定内在的能力，使我们因而聆听到“内在寂静的微小声音”，那也正是你我内在的智慧和慈悲。请记得，无论哪一种冥想，重点都在集中心灵的注意力，放下惯有的思维方式。

冥想能够帮助我们释放内在的冲突，因而得以和当下的一切同在。康菲尔德在《踏上心灵幽径》里提道：“只要我们愿意停止战争，打开心房，面对事情的本来面目，我们就能安住在当下。这是心灵修行的起点，也是终点。只有在此刻，我们才能发现什么是永恒；只有在这里，我们才能发现所追求的爱。过去的爱只是回忆，未来的爱也只是幻想，只有在当下的真实里，我们才能爱，才能觉醒，才能在自己和世界之间找到和平、了解和联结。”

如果你练习了第10章介绍的冥想，觉得颇有益处，当然要持续下去，无须刻意改变。这里我再介绍另外两种冥想方式，不过，无论是哪一种，都以熟练为前提，因为深刻的体验绝对有赖于持续的修持。

一、归心祈祷冥想

虽名为“祈祷”，但实际上是一种冥想的技巧。我是在基汀神父主持的研习课程中学到的。神父强调，归心祈祷的对象是“神圣的存有”。

进行的步骤如下：

1. 调整舒服的姿势，轻轻闭上眼睛，接着做几次深呼吸，每次呼气时释放一切。

2. 选择一个“神圣的字眼”，例如平安、爱、耶稣、阿拉、信任、祝福等，这个字眼可以让自己安顿，进入内在寂静的世界。选定字眼后，重复在心中默念，默念时要配合呼吸，和前面“心轮呼吸祈祷”的做法完全一样。

专注于神圣的字眼，是为了能够全然回归自己的内在，慢慢地释放自己，然后进入超乎言语声音的静默之中，让自己停留在静默里头。练习的过程，心思飘走是自然不过的事；一旦有杂念，只需回到这神圣的字眼即可。如基汀神父说的："借着这个神圣字眼，提醒自己'放下一切念头'，回到静默里，与真我合一。"

二、松静反应冥想

你可以像"归心祈祷冥想"一样选择一个神圣字眼，或仅仅选择一个你熟悉的字眼，例如"一"，或只是一个音，如"唵"。这个字音就是进行松静反应冥想所持的"咒语"。

方法如下：

1. 调整舒服的姿势，做几次深呼吸，释放一切。

2. 呼吸时，反复默诵自选的咒语（字音）。

3. 心思如果飘移不定，将注意力轻轻带回，继续默诵咒语，让注意力留在咒语上头。

根据我的经验，一天冥想20分钟最理想，获益也最大，短短20分钟，足够我们摆脱所有纷扰的事情，整个心神完全进入深湛的平安里头，内心世界因而有了开展的机会。此外，希望你们没有忘记我说过的，在固定时段冥想，久之，冥想会自然而然成为你生活中的一部分。

无论选择哪一种冥想，都有可能不时回到旧有的思维模式。比如在冥想时，你觉察到正在批判自己，或者根本质疑自己正在做的事情。如同前面我一再强调的，不论心思飘到哪里，只需轻轻放开它，而后回到当下，回到呼吸，回到所持诵的神圣字眼，回到冥想的焦点上。如果因为心思总是飘移不定，不确定冥想是否有效，也不要轻言放弃，因为不少研究都指出，即便情况如此，冥想者仍然能够透过冥想减轻压力，从而改善他的自制力。

心思本来就会飘移到各种念头和感觉上面，这是冥想中不可避免的现象。要记得的是，不论心思飘走多少次，都请不要批判自己，轻轻地放开它，再回到当下这一刻即可。心灵平安与否真的和外在环境完全无关，没有任何人事物能夺走你内在真实的力量，坚持和耐心终究会支持你走进最深层的疗愈。

心灵的本来面目

全然向心灵敞开，可以减轻内心沉重无比的负荷，你会愈来愈明白心灵的本来面目。

你是被爱的

爱是心灵最重要也是最基本的面目。这里所说的爱并非男女间的浪漫情怀，也不是随一时好恶而生的浅表情感。唯有超越了世俗情感和对身体的眷恋，我们才会了解，心灵之爱是生命的基本要素。凯克在《神圣之眼》里提道：“爱是生命最核心的要素。……这么说，并不是要我们把爱看成一切，或把爱看得多高多重要，更不是要我们打造一个‘以爱为本’的理想世界。这句话只是要表达：爱是宇宙的基本能量，只可惜我们一直不明白。”

你值得尊重与接纳

作家玛丽安·威廉森［译注］说：“我们不能指望世界补足我们的价值。……不要指望从外在世界找到支持和认同，因为在那儿，一定找不到。”

你的本性就是善就是美

即使你的某些行为和选择并不美善，但你的本性依旧美善。

世界的治愈，需要你的协助

疗愈自己，就是为疗愈世界尽一份心力。我们最重大的责任、最了不起的工作，就是疗愈自己并培养心灵生活。让自己有机会认识这个可爱的、充满爱心且被珍爱的真我，活出上天所创造的真我，那正是它的旨意所在。

译注 玛丽安·威廉森（Marianne Williamson）国际知名作家、演说家，1992年完成《发现真爱》（*A Return to Love*）一书，教导人们以爱取代恐惧的信念体系，力行宽恕以获得内心平安，著作常高居《纽约时报》畅销榜首位，台湾译有《发现真爱》《女性自觉》《回归心灵本质》《改变的礼物》，此处引文出自《女性自觉》（*A Woman's Worth*）一书。

心灵的特质

祷告、冥想、参加礼拜、阅读心灵励志书籍，都是我们可以“做”的事，“做”这些事不为别的，而是为了“活出”本来面目。当我们投入心灵生活，某些人格特质便会自然而然地流露，我们也渐渐能够随心所欲而不逾矩，日子过得踏踏实实、心满意足，充满了无限的希望。

一、真诚

真诚不只限于你所说的话，它是一种表里如一、前后一致的人生态度。真诚意味着你不能玩弄、讨好，或贿赂他人，也不能把自己内心隐藏的动机投射在任何人事物上。秉持真诚的态度生活，我们无须与自我交战，内心自能真正平安。

二、信赖和信仰

也许你从来都自认为没有信仰，事实不然，每个人其实都有非常坚定的信仰，只是不自知而已。有人信奉小我自保的心态，也有人信仰开放的真我、内在更大的力量；有人相信“否认到底”才能保护自己，也有人相信自己有能力面对真相；有人信奉“暴力”，也有人信奉“不伤害他人”；我们或许信仰“恐惧”，当然也可能相信“爱”。

随着心灵逐渐成熟，我们渐渐能够信任真我，相信自己能作出适当的选择，相信生活会朝着正面的方向开展，而且不再为小我狭隘的观点所限，愈来愈能看见生命存在的更多面向。只要诚心接受，便会明白真正支持、引导自己的是心灵，心灵越是开放，就会越明白眼前的一切都是我们需要的。

即使外在世界看似疯狂无常，你的生活依旧能保有一分清明，你可以感受到生命的心灵层次，而你就是生命的核心。

三、包容

信赖可以让人放下批判，而放下批判，我们才能对世间万物一视同仁，这就是包容。包容并不意味我们必须任人糟蹋，也不代表我们应该对自己的改变和行动视而不见。包容意指我们仍然能够改变或采取必要的行动，但无须再抱着挑衅、仇视的心态。只要愈来愈懂得倾听内在真我的声音，逐渐地，我们无须操控他人，也不必再活在他人的指指点点当中。懂得包容，我们自然会明白，每个人有每个人要走的路；如果看到别人和你不同，记得包容尊重他，因为你是过来人。

四、温和与仁慈

我们的心灵一旦有了进展，自然能够更温和、更懂得关心他人。温和仁慈不代表性格懦弱胆怯，相反，拥有足够的力量并且随时保持神志清明的人，才可能仁慈温和待人。温和是心灵的内在状态，不一定要用特别的方式表现；当我们学会信任内心温和仁慈的声音，就会发现自己不可能在伤人之后还可以心安理得若无其事。不安，是因为我们清楚自己明明没有受到威胁却任意伤害他人，这是一种对自己不诚实的行为。即使在狱中，我们也能够在仁慈里发掘力量。有些时候，你也许会情不自禁地想要“练练筋骨”，然而更多时候你已懂得自制，不会想再重复那些老把戏了。

五、慷慨

慷慨就是把真我推出去，这样做，可以不断扩大心量，开阔胸襟。付出了爱、仁慈和耐心，你会体验到更深的爱、更多的仁慈和耐心。想一想，你慷慨地付出爱的当儿，是不是反而感受到心中涌出更多的爱，拥有更多的爱？你仁慈对待他人那个时候，是不是感觉棒透了？耐心待人时，是否心里更舒坦更平安？真正的慷慨能够帮助我们了解“真正的拥有是给予，而不是获得”。

付出的爱越多，拥有的爱就越多；给出越多的耐心，就越能领受平安。付出是明智而慈爱的行为，给出越多的身外之物，越觉得自己富裕无缺。

六、耐心

有些人的确天生比别人有耐心，不过，耐心并不是与生俱来的，它是后天培养的特质。推敲起来，冥想是培养耐心非常有利的工具，只要有耐心，时间自然会成为我们的朋友，而不再是敌人。打心底希望情况可以好转乃是人之常情，但如果眼前的事情一时半刻实在无法改变，耐心一定能协助我们感受平安，重新面对事情。耐心能帮助我们舒缓焦躁的情绪，不再老是盘算“该”花多少时间去处理事情，而是更自在地接受事物本来的状态。耐心还能帮助我们在狱中（或任何其他地方）充分利用时间。请牢记：没有耐心，就没有平安。

七、宽恕

前几章我们已经详细说明，没有宽恕，我们的人生注定充满冲突。宽恕使我们卸下沉重的包袱，人生旅途从此不再颠仆难行。毫无疑问，宽恕是获得平安、内在力量和自由的关键。

八、正义

心灵成熟的人会致力维护正义，真正的正义能够促成疗愈，使错误获得修正。

譬如审理刑事案件，真正的正义一定要同时顾及犯罪者和被害人双方的真正需求，偏袒任何一方，司法裁判就等于失去正义，成为不公不义的帮凶。如果有人受到伤害，当然要尊重并照顾受害人的需求，但是，真正的正义绝对不是一味惩罚罪犯，而是要求罪犯承担责任、采取行动，尽可能补偿损失。情况允许的话，如本书第11章提过的，最好促成双方的和解。真正的正义是让涉入其中的所有人皆能复原，这样的正义才是我们未来的希望。提倡“修复式正义”的萨尔在《改变观点》一书中就提道：“人类首要的责任是挽回爱，而不是惩罚。”

九、爱

即使感受不到内心的爱，感受不到自身与神性的联结，并不代表它们不存在。爱是心灵的核心，爱能让我们痊愈、解脱、拥有力量。只要全心领受爱，所有的宗教和心灵教诲都将殊途同归，引领我们通往“心”。没有了心，所有的爱和同情全都无所依凭，无论外在行为如何展现，这样的人也只是个空壳子而已。爱是我们内在心灵的核心，就像太阳一样，即使被层层乌云遮掩住，它的光辉一点也不会因此失色半分。

更高的目的

还记得国王派遣的任务吗？我们也有一项共同的任务，只不过我们太容易心有旁骛，以至于遗忘了这个本来的任务。比如用尽心思塑造讨人喜爱的性格，或把时间花在健身房里，塑造完美的体态，或是努力取得大学文凭，以便必要时能够口若悬河引人注目。分心的例子实在不胜枚举。

不可否认，这些成就有它们自身的价值，但如果我们并没有变得更有爱心、更愿意付出爱，仍然不算完成此世的真正任务。追根究底，我们的生命还有更高的目的，那就是在这个美得令人激赏却又苦难得令人惊心动魄的世界，活出心灵真我的光明。譬如一位大药厂的老板，他提供了药品给有需要的人，拯救了无数人命，但如果他全部心思就是在“获利”，那么他根本就错失了生命更高的目的。又譬如身在狱中的你，如果能够用爱和仁慈对待自己和他人，就在当下，你就已经在实践你的人生任务了。

此时此刻，你就在这儿，聆听并回应内心的召唤，你活在当下。不论身在何处，请切切记得，“你”就是正面的能量，是这世界的解药。

圆熟的心灵开启了通往宽广心识的那道门，这一路上处处惊喜。无论置身何处，你仍然有所选择，请记得，打造战场或圣境，看成地狱还是天堂，都由你自己决定。

圣方济的祷词

祈求让我成为缔造和平的工具

在有仇恨的地方，散播友爱

在有冒犯的地方，给予宽恕

在有疑虑的地方，激发信心

在有失望的地方，唤起希望

在有黑暗的地方，放射光明

在有忧伤的地方，散布喜乐

神圣的导师啊

愿我不多求安慰，只求安慰他人

不多求他人了解，只求了解他人

不多求他人爱护，只求爱护他人

因为借着给予，我们得着

借着宽恕，我们得蒙赦免

经由死亡，我们才得永生

15 | 活在当下：发掘上天的礼物

活在当下，简单地说，就是：实实在在、老老实实地把握现在，过好此时此刻的每一分每一秒。就这么言简意赅，而我们却常常忘记，满脑子只是想象出狱后的生活可以如何又如何——“只要我出狱，找到工作，有了钱，交了女朋友，我就可以……”一味把精神关注于未来，必会忽略了我们当下就可以做的事。狱中生活固然不易，但如果懂得善用时间，必将获益无穷。只要牢记“活在当下”，在狱中，因为你拓展了洞察力，内心因而更平静，愈来愈清明，愈来愈有智慧，身心都可以随处安顿自在。

即使根本没有出狱的一天，你依旧能够一直与自己同在，这点是不容置疑的。因为你已经知道，不管外在环境如何演变，内心的状态决定你的感觉，它更是你每天如何面对生活最重要的因素。

把握现在，为出狱做好准备

出狱后如何面对实际生活的问题，虽然不是本书所要探讨的主要议题，不过，谈一谈这方面的事，对大家也会有相当的益处。

最近我跟一位朋友裘伊聊天，裘伊多年前曾参加“情绪觉察课程”，已出狱一年了。我问他过得好不好，他说，他很好，一个人住，完全摆脱毒品，不但非常享受目前的生活，对未来也充满了希望。他现在是个厨师，工作时间很长，前不久刚由服务餐馆的管理培训课程结业。我问他，这一年来是什么原因让他感到混得还不错？以下就是裘伊的响应，很开心和你们分享。

回想当初我还在服刑时，就已经对浑浑噩噩犹如行尸走肉的生活感到十分厌倦。我很想改过自新，希望有重新开始的机会，因此，我把握了每一次教育和咨询的课程，我不但在狱中找到协助，并且打算在出狱后继续参加聚会。在狱中，我不仅仅思索人生，我还利用时间规划实际的行动，我知道，唯有如此，才应付得了出狱后的生活。我想象自己拥有光明的未来，尽力为实现梦想做准备。

然而，我发现有很多人宁可把时间虚耗在回忆往事，就算过去那段日子实在糟糕透顶，他们仍旧有本事把它回想成美好时光。也有很多人认为："反正还得关上三五年，事实已经这样了，过一天算一天吧。"有太多狱友对自己的未来感到茫然，出狱后究竟要做什么也都只是些含含糊糊的想法。他们花了过多的时间关注在"出狱的那一天"，却没有花任何心思去具体规划出狱后的生活，也因而出狱后他们往往先狂欢几日夜，随后不久便再度迷失了。我觉得，他们真正需要的是花点时间彻底搞清楚自己失败的原因，而不能老想着"出狱的那一天"。他们实在需要弄清楚自己到底是个什么样的人，以及自己到底要什么样的生活。

如果出狱后不想再回锅，要在外头立足，就必须在狱中做好充分的准备，不论背负怎样的过去或多么沉重的包袱，你都要坚守"面对自己"的承诺。从很多角度来看，不管你是在"外面"还是"里面"，其实没有多大不同，到处有各种样子的态度和脸色需要你去应付。不管你有多想尽快达到目标，也总会有障碍阻挠你。既然无法避开这些困难，我们就必须学习接受"障碍是生命的一部分"，有一些人比较容易感到挫折，没办法把障碍当成是必然的，以至于他们常常为这些障碍所困。我以前就是这样，只要感情不顺，马上会影响所有我正在做的事，情绪、身体还有工作无一幸免，生活步调完全乱了套。

如今，我已学会把生活的各个不同层面区隔开来，试着个别处理。要做到这样，相当不容易，有时候一不小心仍会被情势控制，然而，和过去相比，我现在处理这些情况时，已经能够清楚意识到自己的反应，会退一步检讨自己，重新评估，再重新出发。

现在就开始为出狱做准备吧，切实拟订计划，打好稳固的基础，提升自我的觉察能力，“比赛只是重复练习的动作”，这句运动场上的名言，可以用来时时提醒你自己。

裘伊提供了非常好的建议，他所说的话有很多值得我们再三回味：

为出狱所能做的最好准备，就是把握现在。

了解自己究竟是谁。

了解自己入狱的真正原因。

培养自我觉察力。

虽然犯了错，但那些过错并不等于你这个人。

尽量参加咨询团体，接受辅导；出狱后，寻找正向的支持系统。

明了生命中各式各样的遭遇，既非黑也非白，只不过是深浅不同的灰。

学习接受挫折是生活的一部分，观想自己克服了障碍，观想自己拥有光明的未来。

尽管实际协助狱友为出狱做准备的机构并不多，但你自己可以试着拟订具体可行的计划，而且越详细越好。

倘若你依循裘伊的建议，踏踏实实地去做，你对你的真我所扎下的根会愈来愈深，就像树根因为深入大地，获得土壤的滋养而得以稳固成长。也就是说，只要找到支持你向上提升的心灵本源（真我），你会益发坚强稳定，面对剧烈的生活风暴，必然懂得顺着风势摆荡，不被摧折，风暴过后再挺起胸膛，勇敢迎向未来。

练习
5年后的我

现在，先缓缓地做几次深呼吸，释放所有负面情绪，让自己完全放松。然后，想象你看到了“5年后的自己”。慢慢来，让脑海里的画面够清楚具体。请仔细瞧，那是哪一年？你在哪里？那时你在做什么？

你感觉如何？是平静呢，还是生气？你对那样的自己满意吗？还是感到很失望？你感到怨恨不平，还是宽容坚强？

那时候，你有关心照顾到他人吗？或者是成天浑浑噩噩，不是嗑药玩闹就是睡觉？你有没有冥想、祷告，试着与真我联结呢？或者是你已把所有的时间全花在期待他人和外在世界带给你安全快乐上头？

过去5年，你做了些什么？当你“回顾”这5年时，你感觉如何，还好吗？

此后5年，无论依旧在服刑或业已出狱，有关未来的种种，答案都需要从你当下的选择来寻找。回顾过去这5年，究竟是感到愤恨无趣，还是已疗愈了内心的伤痛，能以积极又美好的态度面对人生？现在，你就可以决定5年后要如何回答这些问题，如何投注心力，如何利用时间。要知道，当你开始认真思考时，你已经开始在作答，准备提交人生问卷，为自己的内在负起全责。

通向你内在生命的大门永远是敞开的，千万不要等待你的伴侣、儿女、狱友或教官改变，也千万别寄望监所管理员哪天放你远走高飞，改变并不是咨询师或教诲师才有的点石成金法力，一切都是你自己的决定。

路的尽头，也是起点

这本书已到尾声，然而，这并不是结束。诚恳盼望你反复阅读，把它当作人生的提醒、指引和启发。让它提醒你，你可以选择如何跟自己、跟他人以及周遭世界相处，帮助你治疗你所有的创伤，认识觉醒和爱的力量，把它当成你的疗愈指南，协助你持续成长。现在，你已经“读完了一本书”，同时你也回到了深度疗愈和开展自我力量的起点，一旦踏上这段疗愈之旅，它将会绵延不绝，延续一生。

监狱是老天所赐的礼物

参加过“情绪觉察课程”的狱友罗夫写过一首诗，我以它作为本书的结尾。对很多人来说，入监服刑绝对是残酷的经验，不过对罗夫而言却是个“恩典”，是他漫长人生的第二次机会。入狱让他有机会摆脱毒品，大大翻转了他的生命历程。

附录一

一位前狱友的心声

编者按：一位曾因案入狱的中国朋友，出狱后近三十年，有缘读到本书的中译初稿，触动颇深，遂借着日志，记录他在阅读全书过程中周遭发生的事件，以及操练书中观念的点滴感悟。现在附录于此，让读者有机会触碰到一位“曾”是天涯沦落人的心灵刻画。

如果时光倒流30年，在狱中有缘接触这本书，今天，我会怎样？

会成为一个什么样的人？会有如何不同的生命光景？……

而今光阴已不可逆转，但有一点可以肯定：即使现在阅读它，我仍深深受益。

4月1日

中午。收到嘉华的邮包。《人生永远有另一条出路：每个人都有自己的疗愈之乡》一至五章打印稿。

下午。抽空略读一遍。心想：又是“关注内在孩童”之类书籍（虽然我从未参加过此类工作坊），小儿科罢了；我不是已出狱快30年了嘛，这本写给受刑人的书于我何关？漫不经心将它搁置一旁。

5月21日

上午。妈妈来电，说少芸（我的姐姐）近来情绪不太稳定，常自言自语，高声唱歌。我不以为然地安慰了妈妈几句。

下午。心有所牵，重新翻阅《人生永远有另一条出路：每个人都有自己的疗愈之乡》。直到第3章“从童年到监狱的沧桑”才有所警觉：“嘿，还真不是一本容易读的书哩！”每到书中“暂停与思考”，我不是叼根烟，就是喝啤酒，再不就是上厕所或干脆溜到电视旁。我在逃避什么？

夜晚。总有一念在脑海盘旋：“愿意继续下去吗？”于是，硬着头皮执起笔，不大情愿地做起书中的作业。

夜梦。整夜噩梦连连，“监狱风云”一幕幕重演。一个法官当庭宣判我无期徒刑（那种绝望无法描述……），我忽然对手捧判决书的法官急着说：“等一等，等一等，我还有选择的机会吗？”

（随即醒来）

5月12日

上午。脑海还飘浮着昨夜的梦。看来，监狱所经历的一切还压抑在下面，并非过去了。

下午。阅读《人生永远有另一条出路：每个人都有自己的疗愈之乡》第4章“由童年创伤走上疗愈之路”。这下我更不愿执笔做作业。谁愿一次又一次面对那张受苦的脸？但当我勉力写完我平生第一次与内在孩童对话时，我哭了。

嗨，我想重新认识你，如此，我才会把你照顾得更好。愿意吗？

愿意。此刻，我正被铐在警察局，刚经历完几小时的审问，我无法向你述说那种惊恐与绝望，急需有人救我出去。

你叫什么名字？

梁少强。

多大了？

刚满20岁。

此刻你感觉如何？

只想挣脱那该死的手铐，逃得远远的。你帮我，你帮帮我好吗？我真的害怕极了。

我没办法做那些事，事情已经发生。但你愿意让我陪伴你吗？

愿意！抱着我，伴我度过这漫长的一夜。

孩子，我会的。无论你做了什么，我都会与你同在！记住，这不是你的错。只是，你把事情搞砸了……

那么，往后怎么办？我好害怕。

不论事情怎样发展，我都会与你同在。你愿意吗？

愿意。

我爱你。

我也爱你。

夜晚。对着书中提示，做了几遍“疗愈你的内在孩童”观想，再次写信给内在小孩。我察觉自己有些愿意开始这项练习了。

夜梦。我独自走在阴风阴雨阴森的大街上，路上布满了落叶。害怕之中，隐约见对面有几个穿黑衣服的小矮人，我赶紧悄悄跟着以便壮胆。迎面走来一个穿灰白衣服的小矮人，看不清面孔。开始我还鼓起勇气迎向前去，怎知大街中间冒出两个同样的小矮人，对面街几个小矮人也同时向我逼近过来。惊悚间，我忙收腰抓拳立马步，卷舌翘牙地念了句：“我还是上天创造的我。”

醒来一念：我为什么害怕那些小矮人？为什么不让他们靠近我身边？看来，还得在“疗愈你的内在孩童”上头下功夫。

5月14日

上午。少坚（我的哥哥）来电，说少芸的言行已影响到左邻右舍。

我说无须大惊小怪，她只是唱歌、大声高叫几声而已。

下午。学习《人生永远有另一条出路：每个人都有自己的疗愈之乡》第5章“愤怒与怨恨：力量的迷思”。

夜晚。爽快！我做“暂停与思考”（把你的愤怒写出来）作业，竟然足足写了一小时，几乎停不下来。再回头看看写下的怨恨，倒有点心虚，觉得大部分都毫无理由，只是一种发泄而已。感觉疲累。上床，睡觉。

夜梦。一条细长、滑溜的蚯蚓一半钻入了我的脚背，我恐慌地往外扯。几经纠缠，我才把它绕在手掌中往外拉。拉呀，拉呀。我心惊起来，哪有这么长的蚯蚓？随即横下心：即使它窜到我喉咙，我也要把它扯出来。忽然，手中一大团蚯蚓竟变成我肚子里的小肠，听说人体内的小肠很长很长。我害怕之际停止拉扯。心想：先问问医生吧？

在恐惧疑惑中醒来。好在只是个梦！想起白天的“暂停与思考”，似有所悟。

5月17日

中午收到嘉华的邮包，《人生永远有另一条出路：每个人都有自己的疗愈之乡》6至10章。下午略读一遍，没特别的触动。但也有些经验了，重读时会在“暂停与思考”中深入。

5月18日

深夜。正翻阅《人生永远有另一条出路：每个人都有自己的疗愈之乡》。少芸来电："少强，妈妈和少坚要送我去精神病院。你告诉他们，我只是大声表达心声而已，我没有傻。你一定要帮我阻止他们……"

我当时已抓狂了，也不记得在电话中说什么。一边聆听，一边承诺，又怕惹麻烦上身，说了一句："只有你才能帮自己。"只听"什么"一声，对方挂线了。

我说错了什么？没有人愿意听到"有权利下决定的是我"？对方向你求助，要的只是找人帮忙"干掉"问题？我暗自思量。随手翻翻《人生永远有另一条出路：每个人都有自己的疗愈之乡》。心不在焉。睡觉。

夜梦。梦中无他人，只看到一行行白色符号，认不出是什么字体，却感到极度恐惧。惊醒。

5月19日

中午。翻阅《人生永远有另一条出路：每个人都有自己的疗愈之乡》，难得我还能静下来。

下午。少坚叫我速去姐姐家，说她发疯了。情况是：妈妈因她昨日整天大唱大叫，胡言乱语，便悄悄把药溶在开水里，劝（骗）她喝水，被她发觉了，（少芸的嗅觉挺敏感的）在辩解争执中，她掐住妈妈的脖子，最终两人一起倒在地上，听妈说，她差点丢了命。

我赶到后，少坚和我商量，是否将姐姐送到精神病院。我马上回答："问问海波。"随后海波回电，说等他明天赶回来再决定。（海波是少芸的儿子。在外地工作，教师。）

少芸躺在床上不停说唱，我在床边默默聆听。呵，那可不是胡言乱语，是在诉说她一生的辛酸史，童年受到的伤害，少年未实现的梦想，成年的挫败与迷惘，夹杂着这二十几年来追寻真理的知见和体验。那么多法门的知见词句，也难怪妈妈和哥哥听不明白。可听出一点头绪的我，又如何帮助她？听她说到怨恨若水、嘉华把少强夺走时，我心中一阵唏嘘：我已成了她防卫措施里的一块重要砖头，自己还不知道。也想起日本宫崎骏《地海传说》那部动画片。

有时，她会停下来，叫我随意跟她说些话。说什么？我将学习《人生永远有另一条出路：每个人都有自己的疗愈之乡》1至5章，以及4月份出行的感受说给她听，并尽量留意自己是否有教人心态。说着说着，我哭了，也说累了，不知她有否在听。

抽空与嘉华通话，略说少芸的状况与心情，问她是否有类似经验，嘉华答复：

甲：把她当作一个小孩，在不危及彼此身体安全的情况下，看她玩耍；

乙：以后有机会可做心理个案；

丙：你可尝试跟她对话；

丁：能够少涉入梦境就少涉入。

不知我是否记错或漏掉了什么，乙那一块我负担不起。尝试在甲、丙、丁三项运作吧。

傍晚。少芸要求外出散步（当时只有我一个人陪她，妈妈和哥哥临行时，叮嘱我不要放她外出）。我一向心软，更害怕她发怒，就带她出屋了。

闯大祸啦，她在马路狂奔，看着汽车在她前后呼啸而过，追在后面的我几乎窒息。只求千万别让她被车撞了，否则内疚终生。同时责怪自己，刚才为何不坚决阻止她外出？

终于，她回到人行道上，尖叫乱舞，不停逗我追她、抱她。我赶紧叫少坚过来帮忙，哄她回家。折腾了一个多小时，我感觉是在地狱度过的。

这一闹剧过后，少坚即把情况电告海波。海波说可以马上将少芸送去精神病院。而我，却用各种理由说服了海波“留待明天再看看”，并承诺今晚通宵看护她。是5月18日深夜那个诺言在作怪吗？我思考着。

夜晚。我和少坚把少芸反锁在屋内，任凭她大叫大唱大骂。邻居投诉，警察赶来，想要破门而入，强行将她送往精神病院。我将困境向警察陈述，他们蛮有同情心，也不管邻居的再次投诉，撤离现场。深夜两点多，屋内声音停了下来，我感觉十分疲惫，回家睡觉。

夜梦。梦中无他人，我站在一堆骷髅头上面，感觉它们要强行把我扯进去，惊吓而醒。

夜梦。地球灾难即至。人们拥进一块空旷之地……

5月20日

白天没有过问少芸的状况，只知道妈妈和少坚忙着照顾她，下午，海波回来了。

晚上8点多。少坚来电说，他们决定明天送少芸到医院。我无言，也不想信守那晚的诺言而阻止他们，昨天“马路狂奔”一幕还在脑海挥之不去。

少强：“明天家人要送少芸到精神病院，好心疼哦。”

嘉华：“是啊。”

（明知嘉华会如此答复，我在跟她希求什么？）

少强：“刚才少坚和海波在银行柜员机取钱时，又被吞卡了，正忙得一团糟。”

嘉华：“都是内疚惹的祸。”

这一刻，我若有所思，更多是指我自身的内疚吧？她是我的姐姐，是曾经帮助我许多的姐姐，如果我不守那个诺言会怎样？如果我教导一下她，会怎样？

晚上9点，读书会开始。我将自己的困境描述出来，征求学员意见。每个学员各有一套办法，都对自己的方法信心十足，并且也都引用成功的个案来证实。我越听越乱，脑子飞快运作……

“停止那个轮！”一念闪过。勉力静下来。与学员一起进入当天共修课题。

我呜咽着，也不知我在哭什么。是那种反差的心境吧？隐约感到是少芸的内在声音在对我说这段话。其他学员默默陪伴我。事后，一学员悄悄对我说，其实在沉默的那段时间，他心有同感。

5月21日

上午。到姐姐家。家人和医生忙忙碌碌，左哄右骗少芸到医院。我在旁默默帮手，再也不敢出谋献策了。

到了医院，医生会诊后问我们亲属："综合住院部和精神住院部，你们安排她到哪一个？综合部必须24小时有亲属陪伴；精神部是一大群傻佬傻婆住在一起，只有医护人员。"我不敢回答，前者牺牲太大，后者又觉得很残忍。

"综合部吧。"少坚回答了。

下午，少芸打点滴。我在旁照顾着。

忍不住，默默落泪。

夜晚，心事重重。哦，两天没有阅读《人生永远有另一条出路：每个人都有自己的疗愈之乡》，有些内疚。

5月22日

海波今日整天照顾他妈妈，我没有到医院看望梁少芸。开始重读《人生永远有另一条出路：每个人都有自己的疗愈之乡》第6章"失落之痛：说不出口的痛”。

5月23日

下午。妈妈来电说，海波明天要送父亲（少芸早已跟他离婚）到广州治疗癌症，然后有急事赶回工作单位。她负责白天照顾少芸，我和少坚晚上轮流值班。时间是晚上6点到次日早上8点。

傍晚。我与海波一起到医院。途中他诉说：“妈妈精神病，爸爸癌症，学校又催着回去上课，天啊……”

我无言，勉强挤出几句安慰话，也知道毫无作用。暗中与他一起呼救：“天啊，教我如何看待此事？”

夜晚。海波临行前负责照顾他妈妈。我留在家中读《人生永远有另一条出路：每个人都有自己的疗愈之乡》，魂不守“书”，抄得一页是一页。

5月24日

傍晚。携带《人生永远有另一条出路：每个人都有自己的疗愈之乡》，忧心忡忡到了精神病院。

医院离我家约半小时车程。两栋主楼，主楼后面是篮球场。一片空地，有花有草有树木，几张石凳。设有饭堂、停车场、医护人员宿舍，空间宽敞。

综合部在4楼，只接受轻度精神病患者，病区中间是走廊，长约50米，宽3米，两边按等级分布病房。有单人、双人、多人套房。单、双人套房近似旅馆，大床、电视、空调一应俱全。50来个床位，也差不多住满了。连同陪伴亲属、医护人员，一百来号人就在里边混日子。

少芸入住的病房靠东边，光线充足，空气畅通，窗外视线良好，宽敞的房间只设三张病床。感觉不错。不过，令我心悸的是病区那扇日夜上锁的铁门，出入须经医生同意，简直就是监狱的翻版。

晚上8点多。少芸躺在床上休息，我在读《人生永远有另一条出路：每个人都有自己的疗愈之乡》，忽听敲门声（门半掩着）。

“您好，可以进来吗？”我心一惊，还未回话，人已飘到跟前，是个小伙子。略看一眼他的眼神和面部表情，我知他是个患者。

小伙子：“你好，请问你在看什么书？”

少强：“你自己看吧。”

（我将《人生永远有另一条出路：每个人都有自己的疗愈之乡》打印稿递给他，他看了几眼，我怀疑他是否看着那些文字。）

小伙子：“又是心理学书。”

（我沉默）

小伙子：“你是病人？”

少强：“我是陪同家属，她是患者。”

（我指指少芸，继续沉默，等待他反应。）

小伙子：“哦，不妨碍你看书，我只是四处溜达一下而已。”

少强：“再见。”

（小伙子走后，少芸叫我立即把门关上。）

整个过程只有害怕，也记不起《人生永远有另一条出路：每个人都有自己的疗愈之乡》任何一句。小伙子外在文质彬彬的言行，与我为在的惊恐形成了极大反差。

晚上9点多，前几小时还虚弱躺在床上的少芸精神来了。先向我检讨她自己前段时间没有认真修行，接着说要下决心从头再来，叫我教她如何开展。

咦，奇迹发生了？半信半疑的我，有板有眼说起我练习《人生永远有另一条出路：每个人都有自己的疗愈之乡》的知见和体验，看她似乎也听得进去，约半小时，她说困了，要睡觉。

望着旁边睡得香喷喷的姐姐。我暗骂："真他妈的奇迹，修行居然修到精神病院。干吗不赶快出院回家修去？累人累己累街坊。"毫无信心之际，又私底下盼望真有奇迹。挣扎。

对应刚才几小时发生的事，练习《人生永远有另一条出路：每个人都有自己的疗愈之乡》。深夜一点多，睡觉。

夜梦。一条大蛇缠着我手臂，欲钻入我身体内，我惊恐地用另一手抓住它的尾巴往外拉……

5月25日

早上。呆板而又无奈的歌声把我吵醒。看看时间，才5点多钟。再也无法入睡了，冥想一会儿，行出走廊。

走廊堆满了人，坐着、走着、跑着、摆手踢腿、打乒乓球，什么姿态都有，是锻炼身体？无言沉默、小声闲谈、大声喧哗、高声唱歌，就像市集一般。分不清谁是患者，谁是陪伴家属。一高个子在走廊来回踱步唱歌。刚才是他把我吵醒的吧？

站在走廊一角，自认为比较清醒的我，突生一种被排斥的孤独感。昨晚教过少芸的一句话自然浮上来：有另一种看待世界的方式。

早晨7点左右。排队等候早餐。我身后有一女孩在用力敲打手中铁饭盒，还不停自言自语："为什么没有人跟我一齐敲？你们为什么不敢敲？"我瞥了她几眼，约20多岁，衣着性感，充满活力，哪像有精神病的人？后来知道她叫圆圆，挺好听的名字。提着早餐回病房，少芸忘了昨夜说的"要下决心从头再来"，我没有提及，是几天下来学乖了吧？

下午。妈妈来电，说少坚因她的身体状况，不同意她白天照顾少芸，改由少坚白天照顾，我负责晚上。直到6月10日海波回来为止。

傍晚。照例到医院。整晚极少跟少芸互动。我神经兮兮的，一头栽进《人生永远有另一条出路：每个人都有自己的疗愈之乡》第7章"无分别心的宽恕：学会'真正看见'"，对着当下心念操练。似有一丝光明闪过封闭的心间：我愿意看见！我决心看见！我要看见。

夜梦。来到一个室内游泳馆，人很多，空间窄迫，犹如大厦夹层的通风槽……

5月26日

早上。还是那单调呆板的歌声唤醒我，高个子熟悉的身影在窗边闪过，感觉没那么烦躁了。站在走廊一角，望着熙熙攘攘的人群，昨晚的一课浮出来：我愿意看见。

圆圆敲着饭盒自言自语。监狱排队取饭的情景一幕幕浮现……

上午。回家睡了两小时，楼下装修轰隆隆的噪音，倒也影响不了我的睡眠。醒来后不觉疲惫，挺有精神的。

傍晚。照例。少芸忽然重提旧事，叫我谈些修行的话题。我像前天晚上一样，跟她唠叨了半个小时，似乎她也听得进去。

可惜错了，大错特错。半个小时后，她到我跟前（我正在读《人生永远有另一条出路：每个人都有自己的疗愈之乡》第8章“重新诠释：另一种看待世间的眼光”），大谈她那一套养生学及其他法门的知见体验，与我刚才说的完全相反。我觉得她凶巴巴的，几次用手指头贴近我后脑勺和额头前指指戳戳。刚才聆听我发言时那种谦虚都到哪里去了？难道先前跟她分享时，她亦是我此刻的感觉？我“嗯嗯哦哦”应付着，眼睛不时瞥一下《人生永远有另一条出路：每个人都有自己的疗愈之乡》，希望能找到一言半句来化解自己的情绪。

终于，现世报的半个小时停下来了。

晚上10点。临睡前少芸郑重其事对我说：“今晚天下能量集中在我身上，不知会发生什么事？你要看守好我。”

听她那自傲又带命令的口吻，我也不再“哦”了，没好气地答道：

“我也要睡觉，怎么看你？”

看着病床上熟睡的姐姐，对着《人生永远有另一条出路：每个人都有自己的疗愈之乡》的“暂停与思考”，觉察着此刻万千思绪……

甲：度日如年那种感觉又回来了。何时挨到海波回来？6月10日就自由了，解脱了，快乐了？

乙：没有行动的自由，出入要经医生同意；抽烟要到阳台抽，啤酒更是不敢喝；起床时间掌控不了，连吹风扇的权利也被剥夺了。（梁少芸怕风。）

丙：置身在随时会遭受攻击的环境里，逃也逃不掉，一切都因为这个梁少芸。

丁：学到《人生永远有另一条出路：每个人都有自己的疗愈之乡》第8章。厉害，这才叫实修！身边人的一举一动都令我恐惧不安，迫使我回到“暂停与思考”：觉察你的情绪反应动态，然后摆脱它。

《人生永远有另一条出路：每个人都有自己的疗愈之乡》1至5章仅是热身而已。那段时间天下太平，我正喜滋滋计划着外出溜达，总是不愿在“暂停与思考”中逗留。算是有点明白什么是“逆增上缘”。

戊：此刻场景似曾相识。哦，想起《人生永远有另一条出路：每个人都有自己的疗愈之乡》1至5章读后感，现在不就是那几个“夜梦”的白天版吗？

夜梦 // 白日梦；监狱 // 精神医院；狱友 // 患者、陪伴家属；无期徒刑 // 不知多少天……

深夜一点多，整个病区沉寂下来，我也上床睡觉了。

迷糊中，少芸过来帮我盖好被子。我在装睡同时十分紧张害怕，会不会对我做出什么伤害的行为？还好，没事。

（哦，过了十几天的一个晚上，同样情景在夜梦中出现，只感觉到她的温柔，只感觉到被爱。）

恍恍惚惚，感到自己正在家里睡觉，一念闪过：“我赋予人们和环境呈现给我的意义。”不觉怔了一下：“我赋予了这精神病院多大意义？封锁心灵那扇门在监狱、家里、病区、还是在身体内，硬是打不开？”

夜梦。围着木栅栏的空地里，我和王志刚夫人站在里面不知在等候什么。王志刚在栏栅外边，要强行闯进来。一块木板被他扳倒，我看见他身后的木板散发着白光。

（王志刚，我的同龄朋友。一年前，他儿子在大学读书期间因精神失常，入住在精神病院。我和王志刚到医院探看过他儿子。）

5月27日

早上。忘了怎样度过，只记得回家睡了一觉。

下午。店铺。学员小琴来买东西，顺便跟我闲聊。她长相漂亮，我察觉自己不时收拢上唇，舔舔舌头。哦，原来想遮掩两只兔子牙。想起来了，这下意识的动作跟了我几十年，在陌生人特别是漂亮女孩面前会频繁些，在夫人面前从来没有。唉，遮掩什么，谁人不知？察觉到就好办了，以后只要嘴唇微动，就有一念闪过："你不是身体。"我猜，操练下去会心念先动，嘴唇动否也就无关紧要了。

傍晚。照例。忘了带《人生永远有另一条出路：每个人都有自己的疗愈之乡》。

少芸在病区楼下空地散步，我坐在石凳看护她。望着那群患者与陪伴家属在篮球场笑呵呵打球，不禁疑惑：如此惨境，亏他们还笑得那么开心？我能从中学习些什么？吸取什么？

一个多小时后，少芸来到我身边。

> 少芸："你独坐这儿烦恼吗？"
>
> 少强："烦啊。"
>
> 少芸："那我们回病房吧。"

终于，不用傻乎乎坐在石凳上了，也不用担心她突然走失。不对呀，病房不正是我最不愿回去的地方？我心一怔一怔的。或者，这叫人生的“不得不”。

在病区走廊碰到圆圆，她张开手臂边向我扑来，边说：“来，叔叔，拥抱一下吧，我们成功了，谢谢你哦。”就在我既害怕又犹豫是否跟她拥抱之际，建华（圆圆的丈夫）跑过来拦开了。随后听圆圆大声叫：“奥巴马叔叔，我们成功了，谢谢你救我出去，谢谢你的帮助，我们终于成功了，我可以出院了。”也见不少人跟她拥抱，不知是陪伴家属还是患者。我松了一口气，要是刚才拥抱上了，不知会是什么滋味？

入夜7点多。少芸坐在床上不停自言自语，唱着自编的歌词。我正在看书，也看不进什么。只是随着她的言行觉察自己的心念反应。

少芸（唱）：“奥修呀，奥修呀，奥修……”

（我想起曾见到的奥修静心营，送她到那里或许有帮助，但想到将要耗费的人力、财力，也不敢往下想了）

少芸（唱）：“耶稣呀，耶稣呀，耶稣……”

（这下我苦笑了：“梁少强啊，就算你有足够的精力，财力，你把她送到哪里去呢？”）

少芸（唱）：“莲花生大士就是奥修，耶稣就是梁少强，耶稣是每一个人，梁少芸是圣母……”

（乱套了，谁是谁呀？我想。不过，知见上也说得过去，只是忘了“这一切都不是真的”。）听她唱的还是奥修的多。

少芸不停唱，我的心不停转。

甲：我如何听出她歌声里对爱的渴望？

乙：我把她看作是个精神失常之人，只是“嗯嗯哦哦”应付着，还是尽力劝导她？大部分时间看她蛮“清醒”的。

丙：是否该把自己对她的“认为”告诉她：你的知见已足够了，经验也很多，需要清理一下潜意识的怨恨和内疚，否则会混乱下去。

或者直接跟她说：那么多宗教法门的知见和体验在脑海折腾，而内在批判声音又未清理，会引起极大冲突，所以你才会在“是佛是魔”中挣扎。当心灵承受不了时，会转到身体层面……傻了。

还是提醒她：别整天待在家里“干修”，到人群堆里打滚打滚。试试，也许一年半载就会确立修行方向了……

一个多小时，歌声停下来。

“奇怪，我这样唱法，你竟然没有任何反应，还定得下心来读书，为什么？”她问。

“哦，你唱的和我想的一样，都在渴望爱。”我答。

沉默。唉，修行修到精神失常，何解？无解？今晚原是读书会，有些失落。每天晚上陪人，已打乱了我原有的一切想法和计划。想起《人生永远有另一条出路：每个人都有自己的疗愈之乡》第1章“锒铛入狱”里那句话：不论你的境遇有多糟，你都可以掌握自己的命运，感受那无可剥夺的力量与自由。

晚上9点。下一幕开锣。少芸突然又叫我谈谈修行的知见和体验。我小心翼翼地讲了半小时，同样避免不了几句争辩。察觉情况不妙时，我会溜到一旁看书。我想自己不知傻了没有，居然和一个精神病人讨论“修行”。

不出所料。沉默一阵子后，她来到我身边，滔滔不绝地讲她的那一套。还具体安排这段时间我和其他亲人应如何轮班照顾她。理由是她现在精神失常，是为梁家整个家族消业。同样剧情昨晚已演过一幕。幸好溜得快，不再有手指头指指戳戳。看来，自己“好为人师”那个小我要多些照料，你不戳到人家痛处，她会故意转过头来教导你吗？

快晚上10点了。稍歇一会儿的连续剧又开始。她在我面前唠唠叨叨提到，她的两次精神病发作皆因胃经络阻塞，还有两位养生学大师写的书证明了这一点。这几天她的胃就不舒服。并打电话叫王志刚来印证。我没有阻止。

王志刚来了，他们开始对话。

梁少芸：“我介绍的《如何医治精神病》一书你看了吗？

你儿子现况如何？”

王志刚：“书看了，儿子好得差不多，只是行动有点迟钝。我是送儿子到最好的医院，选择最好的医生，用最好的西药治疗的。”

梁少芸：“你儿子发病前肯定有肠胃炎。”

王志刚：“没有，从来没有。”

梁少芸：“没理由呀，书是这么写的，我也是这么经历过来的。那本书说用中医治疗胃经络阻塞，对精神患者特别有效……”

王志刚：“西药最有疗效，我儿子就是一个很好的例子……”

梁少芸：“中医最有疗效……（引经据典）”

王志刚：“你先停下来，听我讲西医如何有效……（旁征博引）”

梁少芸：“你听我说……（重复先前观点）”

火药味愈来愈浓。他们两人此刻谈论的这种模式我并不陌生，读书会不也是经常如此运作吗：在我分享时，你不能反驳，因我只是表达观点而已，所以你一定要听我的，要尊重我；在你分享时，我可以指正你，因我对你错。我是为你好。

我坐在一旁看戏，好紧张哦。少不了批判，少不了觉察，也不知哪一章哪一句说的：“觉察你的情绪反应动态，然后摆脱它。”两人翻来覆去争吵了一个多小时，其中一个还是“正常人”哩。闹剧在少芸暴发的愤怒中结束。我送王志刚离开病区时，忍不住教训他几句。觉察。刹车。

（外：8月15日，王志刚跟我诉苦：医院骗人，医生骗人，骗了家属又骗患者。说什么坚持服两年西药就会完全恢复正常，全是废话。原来，他发觉之前认为自己儿子已治愈泰半，根本就是一厢情愿。这段时间，他儿子常将他整得焦头烂额，看不到有什么出路）

深夜11点多。圆圆登台唱戏。她和一孕妇（患者）在走廊不停歇斯底里地大声高叫："放我们出去，我没有精神病。每个病人都是被家属强捆进来的。我们团结起来，冲出去。今晚一定要出院……"

接着轮流拍打铁门。

走廊站满了围观的患者和亲属，几个医护人员和亲属在旁哄劝，建华因此被圆圆狠狠掴了一记耳光。直到医生发狠威胁要把她们捆绑起来，她们才稍微收敛了点。

我回病房，见少芸正在"打坐"。外面声息渐渐停下来，隐约传来哭泣声。脑海中飘浮着今晚的一幕幕闹剧。

哦，我记得少芸跟王志刚对话时，会引用我这几天跟她提过的一些修行知见来驳斥王志刚。看来是提醒我，小我什么都能利用为己撑腰。

还有昨晚的梦，王志刚、栏栅、白光、正知见、体验。

也不知几点了，没完没了的大戏高潮迭起。圆圆爬到阳台铁网上，高声大叫。医生和建华在顾忌彼此安全的情况下，一时也奈何不了她。夹着呜咽的呼叫声音，句句揪紧我的心："奥巴马叔叔，来救我，只有你才能救我；奥巴马叔叔，我相信你，今晚你一定会来。他们都在迫害我啊，我要出去……”也想起十几天前，我跟内在孩童对话时的心态。

不知闹了多久，医生将她骗下来捆绑在床上，哭叫声不断。唉，白天就是场噩梦。

听着，听着，我入睡了。也不知睡梦里演什么戏。

5月28日

早上。少芸自言自语的声音唤醒我。取早餐回来途中，孕妇（患者）跟我索要肉包子，我搪塞着同时加快脚步回病房。她追着进入病房，就在我被缠得没法子之际，她家人赶到了，带她出病房，这才松了口气。

早点后，少芸问我如何修行。昨天我已计划好了，忙将打印好的《人生永远有另一条出路：每个人都有自己的疗愈之乡》1至5章递给她：“你自己看吧。我没办法讲得比它更好。”她接过去放在床垫底下，我不再作声。

下午。我与夫人闲谈少芸一事。

夫人：“我看少芸太孤独了，等他儿子回来日夜陪着她，可能会好些。”

少强：“哦，不知能否这样。这段时间我就装傻扮懵，听候少坚和妈妈的安排。”

夫人："你是一家之主，怎能听候他们的安排？你家中有大有小，还有店铺要照顾。"

我嗅到火药味。沉默。也听出夫人的话中话：你只能听我安排，不能听他们的。想起《告别娑婆》的提醒：不要蠢得跟别人说"我宽恕了你"，这跟别人说"我听到了你内在渴望爱的声音""我对你有无限耐心与爱心"如此之类的知见是同样的愚蠢吧？

傍晚。饭后肚子不舒服，也不觉得吃错什么。想起王敬伟老师提到拉肚子的象征："装不下，受够了，快溜，把它拉出来。"看来，我已受够了这个疯人院，跑得掉吗？擦点药油，上趟厕所，照例去到医院病房。

学习《人生永远有另一条出路：每个人都有自己的疗愈之乡》第9章"放松：腾出空间，迎接新的可能"。"监狱""狱友"这些词在我脑海里，已自动转换为"精神病院""精神病患者""陪伴家属"。

夜晚8点。少芸还是叫我跟她聊下"修行"。这回我可乖了，几乎都是她发言。后来还是忍不住提醒一句，立即招来一大堆反驳，赶紧溜。

临结束前，她问："我不明白，你为什么那么多问题，左又恐惧，右又内疚？我觉得自己一点问题也没有，全然活在喜悦宁静中。"

"好呀，感觉良好就可以了。"我答。

我苦笑。都精神病了，还说没问题？既然宁静，问我干吗？把问题都推到“胃经络”去，那个“我”当然没问题了。赶紧溜回书本里。

晚上9点多。少芸来到我身边，奏出一段令人无奈的插曲。

少芸：“你很想知道童年发生什么事？”

少强：“嗯。”

少芸：“刚才我想了一下，我不是什么问题也没有，我整个人生只有一个内疚。”

少强：“哦。”

少芸：“你小时候是由我照顾的。那时，我因牙齿暴出而经常被人嘲笑。于是，我经常教你用舌头出力把牙齿往外推，这是你今天暴牙的原因。”

（沉默好一会儿。无奈。怨尤。）

少芸：“你宽恕我吗？”

少强：“我已记不起当时的情节场景和感受。”

少芸：“我那时候常教你穿衣服和跳舞。”

（沉默。隐约想起童年时因穿女人衣服而被人嘲笑。心里有股怨气在窜动。有点体会什么叫“不得不”。小我可不管你是成年人还是儿童，一个也不放过。也想起刚出狱时，她带我四处去看牙医，但因我患有牙周炎而放弃了的整牙计划，原来是别有居心……）

也许少芸感应到我此刻的心念，不再往下说，回床休息了。

深夜。放下书本，到阳台使劲抽烟，刚才一幕还在心里隐隐作痛。走廊站着一个手舞足蹈、不停说话的中年妇女，两个多小时前她已经这样了。

睡觉。有梦，记不清。感觉凝滞、阻塞、涩。

5月29日

早上。站在走廊一角，望着那群患者与家属，忽想起研习班的穿越游戏。于是，慢慢在走廊踱步，觉察着念头：我怕什么？他们怎样评断我？会突然扑上来伤害我？我该如何看待他们？在这疯人院里如何度过漫长的十几天？

傍晚。照例。陪同少芸到球场散步。天空下着细雨，两人一把伞，肩并肩慢慢走。

少芸："你看，这儿像凤凰山风景区一般美丽。这栋民房空无一人，多静呀。你家住的地方安静吗？"

少强："不，火车经过时轰隆隆的。"

少芸："你看，小鸟叽叽，芒果树结果了，静静的楼房。你对这些有兴趣吗？"

少强："没兴趣。过一段时间，没鸟没树没楼房，一切都在无常中。”

少芸：“没兴趣，你还跟着我干吗？”

少强：“这是陪伴者的责任，怕你走失。”

少芸：“你当我傻？坐到一边，别打扰我静心。”

（沉默。心里骂开了：居然跑来精神病院看风景，求静心。谁傻？不可理喻。）

一个小时后。回病房途中，她不停述说无常与永恒是同时存在的，还问我赞同否。我不停“是啊”“对呀”应付着，看自己十足一个“小敬伟”。

晚上9点。我正学习《人生永远有另一条出路：每个人都有自己的疗愈之乡》第10章“往内观照：看清事物的真相”。忽见圆圆杀到。看着她低腰裤露脐性感装，我下意识收敛目光。

圆圆：“叔叔，这间病房是你们包了？”

少强：“不知道，办入院手续时我不在场。”（实际上我们只包了两张床位，还空余一个床位。）

圆圆：“我住的病房有个老太婆不停自言自语，吵得我好烦哟。我想搬来这里，这儿很安静。”

少强：“你问医生。”（我此时猜她不会当真下去。）

圆圆：“你是病人还是家属？”

少强："家属。"（我奇怪，患者为何喜欢分辨谁是家属，谁是病人？即使傻了，"拉同盟"这类小我模式还在运作？）

圆圆："谁病了？"

少强："她。"（我指指少芸。）

少芸："少强，不要跟她说话。"（口气严厉。）

（我即沉默，看书。圆圆也静静地走了。）

过了十几分钟，圆圆竟然征得医生同意，搬床铺用品过来。我忙着清理空病床上的杂物，圆圆不停说："对不起，对不起……"

昨天我还认为是圣灵安排这么一个清净、宽敞的病房让我在此好好学习《人生永远有另一条出路：每个人都有自己的疗愈之乡》，等我适应了，再安排其他患者进来（这是迟早的事）。没想到这么快，一切都不在掌控中。圆圆要搬进来，是我招惹来的？为什么她不搬到别的病房？是因她原来的病房刚好就在隔壁，还是这病房确实太清静了，或是早几天我因她穿着性感而多看了几眼？

夜晚10点，我上公厕出来正准备冲洗厕所，一个小伙子抢过我的水勺，不停帮我冲洗，不停地说："做人要互相帮助，互相关心，你说对吗？"我感到难为情，猜他是个新来的患者。哦，我曾见孕妇搂着医生肩膀不停说："做人要快乐，做人心胸要广阔一点……"即使傻了，"好为人师"这类小我模式还在运作？

晚上11点多。少芸对我说："来了新客人，你不要看书了，早点睡。以免影响他人休息。”我觉察自己的不情愿。不过，值得我反省的是“来了新客人”这一句，勾起我刚才与圆圆互动时的防卫措施。才住下几天，已将这病房视为我与少芸所共有的地盘，别人“不应该”搬进来，医生“不应该”再安排其他患者进来。

走廊宣传栏写道：“精神病患者，文静下面隐藏着一股烦躁怒气，随时会爆发出来。”联想到《人生永远有另一条出路：每个人都有自己的疗愈之乡》说的火药包与导火线的比喻。唉，谁又不是精神病人呢？日常生活小心为是，别成为他人的导火线。

夜梦。“我”和两个朋友裸身光屁股蹲在一大坝，坝下人头拥拥，正在开演唱会……

醒来。想起《人生永远有另一条出路：每个人都有自己的疗愈之乡》第10章的“意念种子”：我是我自己生命经验的参与者，同时也是观察者。

5月30日

早上。少芸和圆圆的谈话把我唤醒。（我睡的床位在中间。）我说“唤”醒，是因醒的一刻，比早几日稍安了，可以静下心来冥想一会儿。

少芸：“嗨，你好吗？”

圆圆：“你好，你是陪这位叔叔吧？”（圆圆指指我。）

少芸：“不是，我是病人，他是我弟弟，来陪我的。”

圆圆："但我看你没什么问题呀。"

少芸："我打妈妈，在家里大喊大叫……"

圆圆："我也是。我在丈夫工作单位大吵大闹，伤害了他。我比你更傻，我常常认为我是林黛玉……"

少芸："我比你傻，我经常大声高叫我是神。"

圆圆："我常常发脾气，因为怀疑丈夫有第三者。"

少芸："我已经第二次精神病发作了，因有两个小鬼经常找我。唉，都是因为我胃经络不通。"

圆圆："我第5次发作了，可能是我经常吃炒瓜子，火气太大了。"

接下来，梁少芸开始以过来人的身份教育圆圆如何做人，讲述她那一套养生学，时不时问我意见，我会忍不住回答："不好意思，我的观点和你不同。"也不作进一步解释。心里嘀咕着：看啊，那伟大的投射。无可救药了。即使傻了，"比较"这类小我模式还在运作。

溜出走廊在人群里散步，只问自己：害怕什么？

中午。我跟少坚因着少芸病情交换看法。他说少芸病情很轻，没有其他患者那些大吵大闹之类粗鲁言行。我说她跟其他患者一样，或者藏得更深。原因是她学的那一套"自发动功"（练了十几年，不知是什么功法？）还有一大堆哲学、宗教及各种法门的知见和体验，全部炒到一碟，混成一团。兄弟间的交流很快转变成争辩，直到《人生永远有另一条出路：每个人都有自己的疗愈之乡》那几个“意念种子”的方格浮上脑海，才沉默下来。

我愿意真正看见

我的处境对我所具的意义，完全是我自己赋予的

有另一种看待世界的方式

我的内在具备不受搅扰的平安

下午。学员李明、张静约我吃晚饭，然后一起去探望少芸。我思量很久。

甲：吃饭时间仓促，享受不到美酒佳肴？

乙：迟到医院怎么办，少坚会怨怪我？

丙：少芸会怎么想，会伤她自尊心吗？

丁：我该如何面对探病时的场景？

最后，我把问题丢给少芸，征求她意见。她回电：“未是时候，叫他们不要来。”这好，上述防卫措施全废了。

傍晚。照例。陪同少芸到球场散步，然后坐下来对话。

少芸：“妈妈和少坚叮嘱我少跟圆圆说话，我赞成。你也要注意。哦，你要常常提醒我。”

少强：“对不起，我不会提醒你。”

少芸："为什么？彼此提醒不是更好吗？"

少强："提醒别人就是攻击别人。"

少芸："为什么？"

（沉默了一会儿。）

少芸："讲些有关修行话题。"

我感觉自己几天下来精乖多了，讲得也颇为畅顺。只要她驳嘴抗拒我就即停。等她讲完叫我发言时，我才开声。如此模式，运作数次。不过，我觉得厌倦，一直想办法开溜。唉，小我何时放自己一马？一会儿，少芸开腔了。

少芸："圆圆想找你谈话，她见你昨天看的书提及到'宽恕'。"

少强："哦。"（别蒙我了，昨天圆圆拿起《人生永远有另一条出路：每个人都有自己的疗愈之乡》时，眼光散乱呆滞。你搞什么鬼？小心为妙！）

少芸："圆圆与建华相恋多年，未婚但有一子。他们出身贫穷。建华努力读书完成大学学业，考入警局任文职员。圆圆发现建华与警局一女同事有暧昧关系，于是大闹警局，被他们强行送进来。警局长官火了，责令建华处理好这一家庭纠纷，否则辞退工作。圆圆后悔极了，想学习宽恕。"

少强："哦。"（表面不作声的我，下面想法多多，还心有期待打个电话给学员李明，叫他先帮我订购一本《宽恕就是爱》［编注］。）

晚上8点多。回到病房。少芸将圆圆、建华和我“请”到一块。

少芸：“现在，我们请少强讲讲宽恕。我和圆圆患有精神病，这不仅是我们两人的事，也牵连到亲人。我的病情是这样……”

圆圆：“我的病情是这样……”

这一刻，我脑海里只有“拔腿就溜”这4个字。如何溜法还真不容易。我尽量用最婉转的语气，小心翼翼述说一些知见以及自己的体验。幸好，还未说上几句，少芸就迫不及待抢过话题，开始批评、教育圆圆了。口气十分严厉，真不忍心在旁聆听。呵呵，原来只要你想溜，就会有人接手顶上你的位置？溜出来也不好受，因接手的人竟然是“我的姐姐”。

剧情愈演愈烈，这也是我最担心的。圆圆提问，少芸批评指正，甚至斥责。如此模式反复运作。我“嗯嗯哦哦”想法开溜之际，心里也骂开了：“他妈的，是这样在前引路的吗？都把读书会开到精神病院了，让我跟精神病人学习宽恕课程？他们待在这里吵什么，念头一转不就出院了吗？”

编注 《宽恕就是爱》是繁体版《宽恕十二招》及《无条件的爱》两书的简体合订本。作者保罗·费里尼，有鉴于人们的想法与情绪反应模式，早已定型僵化，成了一种“瘾”，不是一朝一夕可以化解得掉的，因此把整套自我宽恕过程编写成12个步骤，开启那已被遗忘的智慧与我们心中永恒不灭的爱。

又一念浮现："你待在她们的表象干吗？念头一转，不就和我在一起了吗？"这才少安毋躁，继续演戏。

其间，我将《宽恕就是爱》一书介绍给圆圆，而她根本没有反应。这下我可自责了：梁少强，你也太天真了，刚才还忙着叫李明帮忙订购书本。

终于，少芸把圆圆"修"哭了，"读书会"随之收锣。

深夜。站在阳台点根烟，默默反省刚才一幕戏，一些内疚、几声喝彩，都随烟而散吧。

小伙子（患者）在走廊边敲打铁门边大叫："放我出去，放我出去。"医生和家属劝他静下，他反而哀求："绑起我啦，绑起我啦。"什么心态，管它呢。睡觉。

夜梦。一大群人摆酒席吃大餐，我兴冲冲赶到时，桌面连剩菜都没有了。我强行抢夺一位朋友手中的饭盒（他准备拿给老婆吃的），揭开里边只是满满的白粥，尴尬之余勉强喝了一点……

5月31日

早上。醒来。听不到高个子的呆板歌调，见他正在打乒乓球。站在走廊尽头，一阵悲哀涌上心头，对快些逃离疯人院失去了信心，对他们失去了信心，对期待周边环境的改变失去了信心，有种停顿静止的感觉。静静在走廊散步，还是自问：怕什么？

回到病房，突然听到圆圆恶狠狠地说："我就是不宽恕自己，我就是不宽恕他。”我心一惊，不是冲着我来吧？昨晚谈话得罪她什么？还是冲着少芸吧，把她修理得那么惨？

孕妇（患者）拿一个纸篓冲进来，说要帮我们清洁卫生。只见她将桌面上有用没用的东西通通塞进纸篓里。正在床上看书的我也不知如何反应，幸好建华过来劝阻她。但她死赖不肯离去。桌面上有几角零钱，她说一定要将这几角零钱作为工钱给她。孕妇亲属也赶来了，胡闹好一阵子才结束。

孕妇离去后，圆圆安抚我：“孕妇她就是这样，肚子里有个孩子，亲属和医生都不敢碰她。有次她还当众在铁门旁撒屎尿，没人敢管。你就看开些，将就一下。”唉，反复无常的女孩。

天啊，这是人逗留的地方？我是如何招惹孕妇的？早几天好几次笑眯眯跟她点头。既然分不清患者与家属，就装出不卑不亢的样子，少跟他们打招呼算了。

下午。少坚来旦。问我是不是害怕晚上陪少芸，是否需要他顶替，改由我负责白天。

我说怕是有点怕，但还撑得下去。

唉，白天值班时间会更难熬，晚上至少有觉睡，虽然常在噩梦中度过。或许这几天与少芸讨论的课题都是内疚恐惧之类，我猜她也会跟少坚说。

少芸每天都给我一些操练课题，一点也不好玩，心有戚戚的。抓紧时间学习为妙，免得“临时抱佛脚”时不见脚。

傍晚。照例。散步，坐下与少芸对话。

少芸：“少强，我今日对着圆圆、建华感到十分恐惧。不知为什么？”

少强：“嗯。”（我没有回应她，心想是昨晚“读书会”的现世报吧？）

少芸：“听建华说，过几天还不见圆圆好转，就送她到精神病区，不再陪她了。”

少强：“哦。”（这个想法和我一样，恐惧之物送出去越快越好。）

没有下文了。她又叫我谈谈“修行”，我发觉自己滔滔不绝的比昨晚讲得更多，她抗拒时我收声更快。奇怪，今晚她很少打断我的话，两个多小时很快过去了。

晚上9点。回病房。圆圆直翻白眼跟我说：“叔叔，你看天空。”医生赶来安慰几句，她又恢复回原来呆滞的目光。

一会儿，我走出病房，见建华陪圆圆在走廊散步，她两只眼睛还是白白的盯着上方。我倒想起若水说的那句话：“眼睛一翻，它就来了。”看来，我也该翻翻“白眼”了，叫它陪我看待此事。

少强啊，对着痴呆呆的身体有什么好批判的？而它又是被一堆念头掌控着，攻击那些念头？回去读书吧。

不知过了多久，圆圆回到病房。少芸忙着安慰她，招呼她吃苹果，你推我让，客客气气折腾了一番。

“傻了，傻了，她们都傻了。一个好为人师，死性不改；一个只会翻白眼……她们都傻了。”我在聆听内在批判声音时嗅到一股怪味，似曾相识又陌生。哦，就像有个人拉我站在他这一边。想起《魔戒》咕噜的内在对话，似有所悟。

睡梦。一业务员向一顾客推销产品。（也不知是什么。）顾客左推右辞，业务员还是不停游说……

6月1日

早上。少芸滔滔不绝的话唤醒我。她正向圆圆推销她那一套养生学与人生观。我既反感又反思，里里外外皆忙得不可开交。

回家睡觉，楼下装修噪音震耳欲聋，试着操练一下《人生永远有另一条出路：每个人都有自己的疗愈之乡》第10章的问题：在嘈杂不堪的环境之中要如何进行冥想？“无须分辨那是‘说话’‘敲打’或‘音乐’，让声音就只是声音。”倒也用得上，睡了两个小时。

下午。到张静公司闲聊。她说与合作伙伴邓力在业务上关系很僵，几乎形同陌路。她也分享她的小我如何运作。奇怪，她这么快“上路”？不过她倒提醒我，注意小我要弄“我已认清小我如何运作”这一招。

哦，我发觉自己有早点回医院陪少芸的想法，“痛苦的魅力”？

傍晚。照例。散步，坐下与少芸对话。

晚上9点。回到病房。见建华头上缠着带血的纱布。原来圆圆“炸药包”爆炸，用杯子砸破他的头。看着建华还在温声细气哄着圆圆。唉，我想到人生那种无奈。否则，他难保警局那份差事。整个病房笼罩着恐怖阴森的鬼气。

一小伙子（患者）冲进来问我要烟，我递了一支烟给他并帮他点着。随后还得跟着他出走廊，等他把烟抽完了，我捡起烟头才稍安。这回倒容易认出这是我招惹来的。如果我不是个“吸烟虫”，这一幕也就不会发生了。回到病房。

少芸：“刚才小伙子问你要烟时，你恐惧吗？”

少强：“害怕。”

少芸：“那你为什么还给他烟？”

少强：“不得不。”

少芸：“哦。”

（我见她若有所思的沉默了好一阵子）

少芸：“我明天要出院。”

少强：“好呀，准备一下。”

（期待已久的“奇迹”终于来临了，我想。）

夜梦，有梦记不清。感觉滞涩。

6月2日

早上。起床后感觉十分疲惫，很少有这状况。匆匆忙忙在走廊来回踱步，记取一些数据。准备写《人生永远有另一条出路：每个人都有自己的疗愈之乡》5至10章读后感的素材。

圆圆起床了，凶狠狠对建华说：“告诉你，我完全知道你在警局的奸情。我宽恕不了你。这次是用杯子敲你的头。下次我会用铁棍抠跛你的脚。你可以马上跟那淫妇走，不用假惺惺对我。我为你堕了两次胎，生了一个儿子，为你流了那么多的血，你当然也要尝尝流血的滋味。”

上午。少芸醒来后，说要立即出院。任何人都不能阻拦她。（那语气像极圆圆发疯的那一晚：“我要不惜一切冲出去！”）

少坚、妈妈和医生都不同意。我可焦急了，叫少坚想办法说服医生。最后确定上午留院观察，下午晚上回家休息。

这厢我们几个商量着，那边少芸却转头教育圆圆：“宽恕别人，宽恕自己，是你唯一的出路。圆圆，只有你才能救自己啊。”真不可救药了。管她是疯是傻，先让她出院再说。我可受够了。那还听得出这是“人间救主”的提醒。

下午4点。我清楚听到少坚叫我：“少强。”转个身，四处不见他的影踪。一分钟后，少坚来电：“少芸出不了院。叫她坐出租车，她说受不了汽油味。叫她坐摩托车，她身体却软绵绵的。你晚上若害怕就不要过来医院了。”

“害怕也只好这样，还是我值夜班吧。”我答。

完了。一切都完了。我就像被打入18层地狱。这一瞬间，我才体会到“每个情况对我的意义都是由我自己赋予的”是什么滋味；也体会到我对少芸的期待原来藏得那么深。原本计划今晚喝它几瓶啤酒，安心动笔写《人生永远有另一条出路：每个人都有自己的疗愈之乡》读后感……不过，当我想到她出院后要面对的究竟是什么时，有些体谅她的出尔反尔。

傍晚。照例。到医院，散步，与少芸对话。

少芸：“我明天一定要出院。”

少强：“哦。”（这次我真的“哦”了。）

少芸：“有你在我身边，我感到宁静与力量。你呢？”

少强：“焦虑。”

少芸：“其他人在我身边时，我没有此刻宁静的感觉。”

少强：“那宁静与力量来自你内在，与我无关。”

（沉默。我察觉此刻自己心态是赌气，恨不得立即跟她一刀两断。）

夜。看书，睡觉。

夜梦。一群身穿白色制服的人追赶我，我不停跑啊，跑啊。乡村小路、城市大道、高山平原、小溪大河，景色转个不停。沿途总有相识与不相识的人教我如何躲藏……

6月3日

早上。无精打采撑下去。

床头窗口那块玻璃破裂了，我怀疑是不是圆圆敲烂的。医生护士进来查房，见少芸正使用水果刀削苹果，便问：“这水果刀哪儿来的？”

“一直在这儿啊。我只是用它削水果。”少芸答。

“医院规定家属和患者均不能携带刀具，你把它放在值班室，要用时问我取就行了。”医生劝少芸。

几经周折，少芸终于交出水果刀。天哪，这水果刀陪了我10天我也不知道，不知是怎样落在她手中的。想想也害怕。

中午，少坚来电再次问我：“你若害怕今晚就不要到医院了。”

我答：“哦，那你今晚陪少芸，我休息一下。”

结束了，解脱同时有种败下阵来的感觉，对少坚的内疚也随即浮上心头。

晚上。读书会。

我把这十几天吞下去的怨气全骂出来了。包括弟兄、自己，还有那个不知是什么东东的圣灵。学员们静静地听我诉说。

6月6日

上午。收到嘉华寄来的邮包，《人生永远有另一条出路：每个人都有自己的疗愈之乡》11至15章打印稿。

中午。碰到少坚，他说建华愿意晚上帮忙照顾少芸。他晚上也没有去医院值夜班了。几天没有过问少芸情况，听少坚这么一说，心中内疚似乎减轻了一些，同时默默感恩建华。

下午。“什么？都是别人逼我干那些事，我是个受害者啊！我何时迫害过别人？”刚读完一遍《人生永远有另一条出路：每个人都有自己的疗愈之乡》11章“找回尊严：正视罪行和愧疚”。我就开骂了。很快又回到学习1至3章时的模式：不是叼根烟，就是喝啤酒，再不就是上厕所或干脆溜到电视旁。就是不愿回到书中的“暂停与思考”。

夜晚。还是那一念：愿意继续下去吗？于是拖拖拉拉，不大情愿地做起作业题“滥用权力与控制”。

“无论贫富贵贱，如果你以尊崇和敬重的态度对待每一个人，会有什么感觉呢？”我随第一反应写下：对不起，我错待你们！原谅我。以后我会学习善待你们。

这才长长舒了一口气。如释重负。

上床，睡觉。有梦也不会记。

6月7日

同样心有戚戚地进行“宽恕自我的步骤”的练习，但感觉阻力比昨天少些。也许是前期的工作，已使潜意识里的东西有所松动吧？我计划每天一封信（给一位亲朋）：对自己的行为负责。

夜梦。我见到以前在黑道混时，一个我既仰慕又害怕更憎恨的大哥，我将他双脚提起，在空中用力甩了几圈。真过瘾。

夜梦。我回到监狱，找到一位曾在狱中关心我的教官，流着眼泪对他说："我来无他，只想真诚和你说声谢谢。"他微笑着点头。

醒来一刻很轻松。同时思考：这就是《人生永远有另一条出路：每个人都有自己的疗愈之乡》第12章"宽恕自我：疗愈的核心"中提到"圆满与了结"的象征？

6月8日

下午。认真又艰难地做完第13章里"宽恕父母：情绪疗愈的一大步"的练习。分别写信给父母双亲，有怨，有恨，有期待，有内疚，有感恩。

夜晚11点。王志刚连续来电，约我外出消夜："是不是兄弟？是兄弟就出来陪我喝几杯！"听他那卷喉翘舌的声音，我知他又喝多了，我可不想半夜去陪个酒鬼。目光停留在桌面上《人生永远有另一条出路：每个人都有自己的疗愈之乡》第13章"宽恕他人：勇敢选择平安"的方格内。

> 一天当中，请想想这句话：
> 今天，我愿把眼见的愤怒、迟钝、挑衅、敌意、愚蠢等，
> 看作是对认可、尊重、安全、协助和爱的渴望。

这一刻，对他少了许多批判。婉言谢绝，同时意识到他背后那片白光。

夜梦。整晚被一只老虎追。我很轻松击倒它，但它没死，跳起来又扑向我。我只好边打边逃，边逃边打。沿途都有人帮我指引路线或躲藏地点。后来，很多人跟我一起跑……

醒来迷思：为何做这样的梦？也想起6月2日逃跑的夜梦。

6月9日

上午。行走在人来人往车水马龙的街道上，感觉特别宁静。也许是因这大街没有老虎吧？想起昨夜的梦，不禁莞尔一笑。

下午。开始学习《人生永远有另一条出路：每个人都有自己的疗愈之乡》第14章“心灵觉醒：找回更大的力量”。

夜晚。做“列出清单，表达你的谢意”习题。咦，奇怪。这工作跟“列出清单，写出你的愤怒、怨恨”一样，同样可以写啊写啊，写个不停。直到眼睛湿漉漉为止。

内在的怨恨清理多少，感恩情怀就会自然浮现多少。我想。

夜梦连连，都是监狱里的场景：

早上。回到监狱。监狱大门敞开，人很多。狱友们、教官们、社会的亲戚朋友，相识与不相识的都混在一起。里里外外，热热闹闹。

上午。开工了，才工作一会儿，教官就关心地问我们：累不累？工作环境舒适吗？是否太多灰尘了？

中午。开饭了。我四处寻找饭盒和汤碗。见到我所羡慕的狱友阿民

（他家可好了，三五天就有人拎一大堆食品来探监）正在开小灶，煲里煨着是我特别喜欢吃的豉汁白鳝，香喷喷、热腾腾的。他邀我一块吃。我谢完之后又忙着找饭盒。途经伙房，见到掌管伙房的狱友泉哥，他说等会儿会多捞一勺菜给我，还问我是否需要长期开病号照顾餐。我谢后与其他狱友一块进餐。

午饭后。教官安排我与女朋友见面，亲热了一番。

下午。“法律常识”考试，一大群狱友围着我的桌子，帮我完成试题。

傍晚。饭后到田野散步，空气清新，景色宜人。天色渐暗，糟糕，要收仓点名了。我心一惊，忙飞跑回监狱。见到狱友龙仔。“咦，你不是在禁闭室吗，谁允许你出来？”他答：“哦，教官允许我出来散步，天黑自觉回禁闭室就是了。”

跑着，跑着，我迷失在教官的家属区内。问路边小姑娘是否知道监狱第八中队在哪里？她说不知道。我心急地敲开一教官的家门，他们正在吃晚饭。还未开口，只见我大嫂从屋内冲出来，急呼呼对我说：“我刚从八中队出来，为你办点事。来，我们一起回去。”她拉着我的手，抄近道一块儿朝八中队奔去……

醒来一念：圆满了？结束了？事情似乎是这样：圆熟的心灵开启了通往宽广心识的那道门，这一路上处处惊喜。无论置身何处，你仍然有所选择，请记得，打造战场或圣境，看成地狱还是天堂，都由你自己决定。

6月10日

上午。沉浸在昨夜的美梦中。就感觉而言，昨夜一梦比起我20多年前的监狱生涯要鲜明得多，所不同的是，监狱大门敞开了。醒后走在大街上，身边匆匆走过的人都显得和蔼可亲。对着他们只想哭，只想笑，只想祝福。

中午。海波回来，听他说过两天就和妈妈（少芸）出院。我也松了一口气。

下午。终于，来到最后一章“活在当下：发掘上天的礼物”。

回顾这段时间的学习和经历，似走了一趟艰难而又惊奇的旅程，在“痛苦、释放、痛苦、释放”的循环中，体验到一丝丝平安。绝妙！

感谢书中参与分享的狱友，从他们的心声里我得到力量，一次又一次去面对自己的过去。从他们的改变成长中，我渐渐意识到自己内在的光明。

感谢推荐此书给我的若水、嘉华，感谢参与此书翻译的弟兄，感谢作者罗宾·葛萨姜：所有这些人，一直在默默陪伴我走这趟“疗愈之乡”的旅程。

8月初，听少坚说少芸病情像是加重了，他开始失去信心。

10月底。少芸第一次参加读书会。

即使傻了，那坚定的修行心仍在她内运作！谁更堪称为“人间救主”？是谁亏欠谁？

想想。汗颜。忍不住，热泪盈眶。

11月初，少芸第二次参加读书会。

心灵好轻，好轻……

阴影好长，好长……

是时候，该上路了。

不要让路上的藤

缠住你的脚步。

少强于2011年3月15日

附录二

戒酒无名会12步骤

戒酒无名会（Alcoholics Anonymous，简称AA）是一个国际性的互助戒酒组织，其宗旨是由酗酒者互相帮助戒除酒瘾，回到人生的正轨。戒酒无名会不对外透露成员的身份，参与者在活动中分享各自的经历，保证自己不再嗜酒，也帮助其他人戒酒。12步骤是AA发展的心灵成长和人格发展课程，为后来各种戒瘾及支持团体纷纷仿效，本书内文多次引述。

戒酒无名会12步骤

1. 我们承认我们毫无能力对付酒精，而我们的生活因酒精之害，早已变得不可收拾。

2. 我们相信有一个比我们本身更大的力量，这个力量能帮助我们恢复心智健康和神志清明。

3. 下定决心，把我们的意志和我们的生活，托付给我们所认识的上苍。

4. 作一次彻底而无惧的自我品格检讨。

5. 向上苍、向自己、向他人承认自己过错的本质。

6. 要全心准备让上苍除去自己人格上的一切缺点。

7. 并且谦逊地祈求上苍除去我们的缺点。

8. 列出一份所有我们所伤害过的人的名单，并使自己甘愿对这些人作出补偿。

9. 尽最大的可能，直接补偿他们，除非这样做会伤害他们或其他人。

10. 继续经常自我检讨，若有过失，要马上承认。

11. 透过祈祷与默想，增进我们跟上苍有意识的联结，只祈求认识上苍的旨意，并祈求让我们有力量去奉行这个旨意。

12. 实行这些步骤，让我们拥有精神上的觉醒，并且将这个音信带给所有酒瘾患者，在日常生活中彻底实践这些原则。

图书在版编目（CIP）数据

人生永远有另一条出路：每个人都有自己的疗愈之乡 / (美) 葛萨姜 (Casarjian,R.) 著；祝家康译. —
北京：印刷工业出版社, 2013.12
书名原文: Houses of healing a prisoner’s guide to inner power and freedom
ISBN 978-7-5142-0931-0

Ⅰ. ①人… Ⅱ. ①葛… ②祝… Ⅲ. ①精神疗法
Ⅳ. ①R749.055

中国版本图书馆CIP数据核字(2013)第233130号

版权登记号 图字：01-2013-0661

人生永远有另一条出路：每个人都有自己的疗愈之乡

作　　者：（美）葛萨姜（Casarjian,R.）
译　　者：祝家康

责任编辑：王　彦
出版统筹：李耀辉
特约策划：杨雅茹
产品经理：孙小美
特约编辑：李　鑫
装帧设计：刘潇然
出版发行：印刷工业出版社（北京市翠微路 2 号　邮编：100036）
网　　址：www.keyin.cn　www.pprint.cn
经　　销：各地新华书店
印　　刷：北京博艺印刷包装有限公司

开　　本：635mm × 965mm　1 / 32
字　　数：245千字
印　　张：11.75
印　　次：2013年12月第1版　2013年12月第1次印刷
定　　价：36.80元
I S B N：978-7-5142-0931-0